ÉPILEPSIE
Les mythes et les faits

Bernadette Booysen

ÉPILEPSIE: LES MYTHES ET LES FAITS

First edition. January 10, 2023.

ISBN: 979-8215234877

Written by Bernadette Booysen.

Also by Bernadette Booysen

Epilepsy

My Lessons and Experiences

The Myths and the Facts

Standalone

The Myths and the Facts Arabic

�����

Épilepsie: Les mythes et les faits

Dévouement

Ce livre est dédié à vous, le lecteur. Vous êtes la personne qui a pris l'initiative d'acheter ce livre pour accroître vos connaissances et votre conscience de l'épilepsie en tant que trouble. C'est grâce à vous que nous pouvons aider les autres à comprendre, ne serait-ce qu'une petite chose, l'épilepsie. Ces mythes auxquels des millions de personnes croient devaient être expliqués car la stigmatisation causée par ces mythes fait que les personnes atteintes d'épilepsie se sentent gênées d'avoir le trouble et la plupart des personnes atteintes d'épilepsie souffrent de dépression et d'anxiété à cause de cela. Alors, ce livre vous est dédié.

Les mythes

1. L'épilepsie est rare

2. L'épilepsie est une maladie mentale, une forme de folie ou de retard

3. Mettez quelque chose dans la bouche d'une personne qui a une crise pour l'empêcher d'avaler sa langue

4. Retenez ou maintenez quelqu'un qui a une crise

5. Vous pouvez faire en sorte que quelqu'un « casse » une crise

6. Toute personne diagnostiquée épileptique ne peut pas conduire

7.Tous les épileptiques perdent connaissance et ont des convulsions

8. L'épilepsie ne peut pas être contrôlée

9. L'épilepsie est un trouble qui dure toute la vie

10. L'épilepsie ne tue pas

11. Seuls les enfants sont épileptiques

12.Les personnes atteintes d'épilepsie sont handicapées et ne peuvent pas mener une vie normale avec une famille et des enfants

13. Les femmes épileptiques ne peuvent pas avoir d'enfants et ne doivent jamais se marier

14.Toute épilepsie est génétique

15.Les personnes atteintes d'épilepsie sont folles, maudites ou possédées par des esprits maléfiques

16.Aucune personne célèbre n'a eu d'épilepsie

17. Les personnes épileptiques ne sont pas aussi intelligentes que la moyenne

18. Les personnes qui ont des convulsions ne peuvent pas gérer des travaux à haute pression ou très exigeants

19. Les personnes atteintes d'épilepsie semblent différentes et vous pouvez les repérer à vue par leur apparence

20. L'épilepsie s'accompagne souvent d'autres affections physiques, handicaps et incapacités

21.L'épilepsie est contagieuse et le trouble peut être transmis par un simple toucher

22. L'épilepsie ne peut pas être causée par un événement qui s'est produit bien avant la première crise.

23.Il est possible de prédire les crises si vous essayez juste assez fort

24. La personne qui a la crise a mal pendant la crise

25. L'épilepsie ne peut pas être contrôlée efficacement

26. Une personne atteinte d'épilepsie stigmatise la famille et doit donc être dissimulée

27. Pratiquer la respiration artificielle sur une personne qui fait une crise

28. Si quelqu'un dans la famille souffre d'épilepsie, les enfants le seront aussi.

29.Les personnes atteintes d'épilepsie peuvent blesser les autres pendant une crise

30.Il existe des lois qui empêchent les femmes atteintes d'épilepsie d'avoir des enfants

31. Il n'est pas sûr pour les femmes atteintes d'épilepsie de tomber enceinte

32. Les médicaments contre l'épilepsie rendent toutes les méthodes de contraception moins efficaces

33.Toutes les méthodes de contraception augmentent le risque de crises chez les femmes atteintes d'épilepsie

34.Les adolescents épileptiques ne peuvent pas aller à l'université

35.Les adolescents épileptiques ne peuvent pas faire de sport

36. Les lumières clignotantes ou les jeux vidéo provoquent toujours des convulsions

37. Les convulsions fébriles (provoquées par une forte fièvre) provoquent l'épilepsie chez les enfants

38.Une personne qui souffre d'épilepsie ou de convulsions ne peut donner son sang

39.La scarification peut guérir l'épilepsie

40. L'application de poivre ou d'autres concoctions sur les yeux peut guérir l'épilepsie

41.Les pieds brûlants peuvent guérir l'épilepsie

Les faits

Mythe 1 : L'épilepsie est rare et peu de personnes en sont atteintes.

À l'échelle mondiale, environ 2,4 millions de personnes reçoivent un diagnostic d'épilepsie chaque année, près de 80 % dans les pays à revenu faible ou intermédiaire. Les personnes atteintes d'épilepsie répondent au traitement environ soixante-dix pour cent du temps, mais environ les trois quarts des personnes atteintes d'épilepsie ne reçoivent pas le traitement dont elles ont besoin.

Il y a plus de deux fois plus de personnes atteintes d'épilepsie aux États-Unis que de personnes atteintes de paralysie cérébrale (cinq cent mille), de dystrophie musculaire (deux cent cinquante mille), de sclérose en plaques (trois cent cinquante mille) et de fibrose kystique (trente mille) combinés. L'épilepsie peut survenir en tant que condition unique ou peut accompagner d'autres conditions affectant le cerveau, telles que la paralysie cérébrale, l'arriération mentale, l'autisme, la maladie d'Alzheimer et les lésions cérébrales traumatiques.

L'épilepsie est une condition médicale courante. On estime qu'une personne sur douze fera une crise au cours de sa vie et qu'environ un Canadien sur cent souffre d'épilepsie. L'épilepsie peut toucher n'importe qui, même si elle a tendance à être plus fréquente chez les enfants et les personnes âgées. L'épilepsie est encore méconnue. Cela rend les choses plus difficiles pour les nombreuses personnes qui vivent avec, ainsi que pour leur famille et leurs amis. Vous pouvez aider en apprenant les faits.

Plus de 2,7 millions de personnes aux États-Unis souffrent d'épilepsie. C'est la troisième maladie la plus fréquente après la maladie d'Alzheimer et les accidents vasculaires cérébraux. L'épilepsie a la même prévalence que la paralysie cérébrale, la sclérose en plaques et la maladie de Parkinson combinées. L'épilepsie est la maladie neurologique la plus courante dans le monde aujourd'hui et ne fait aucune distinction d'âge, de race, d'origine socio-économique ou ethnique.

On estime que cinquante millions de personnes dans le monde souffrent d'épilepsie. Le nombre de personnes dans le monde qui auront au moins une crise dans leur vie est estimé à environ cent millions de personnes. Chez jusqu'à soixante-dix pour cent des personnes atteintes d'épilepsie, celle-ci répondra au traitement et se contrôlera avec le temps. Dans les pays en développement, quatre-vingt à quatre-vingt-dix pour cent des personnes atteintes d'épilepsie ne reçoivent pas de traitement approprié.

L'épilepsie est en fait un trouble très courant. Environ une personne sur vingt aura au moins une crise dans sa vie. Certaines personnes n'ont qu'une seule crise et n'en ont jamais d'autre. Il y en a d'autres cependant qui ont des crises quotidiennement !

Il existe deux principaux types d'épilepsie. Petit-mal (maintenant appelé Focal Onset) et grand-mal. Les crises de petit-mal sont de petites crises où la personne sursaute ou certaines personnes disent même des choses étranges - les personnes atteintes de ce type d'épilepsie semblent entrer dans une sorte de transe. Il y a cependant beaucoup de gens qui ont des crises d'épilepsie grand-mal qui sont des crises complètes avec des chutes et des secousses communément appelées crises d'épilepsie. Ces crises peuvent régner sur votre vie ! Lorsque vous en avez un, vous ne pouvez pas faire grand-chose pour le reste de la journée car ils vous font vous sentir faible et fatigué pendant quelques heures après.

Même s'il s'agit d'un trouble si courant, peu de recherches sont menées sur l'épilepsie. Il y a tellement de types différents que je peux comprendre que ce serait une tâche difficile, mais n'est-il pas possible de nos jours de faire quelque chose pour essayer d'aider toutes les personnes qui luttent quotidiennement contre l'épilepsie ? J'espère sincèrement qu'un jour ils trouveront un remède à ce trouble. Ainsi, contrairement au mythe, l'épilepsie est un trouble très courant.

Mythe 2 : L'épilepsie est une maladie mentale, une forme de folie ou de retard

L'épilepsie n'est pas une forme de maladie mentale et ne cause pas de maladie mentale. L'épilepsie est un trouble ou une condition physique qui affecte l'activité électrique du cerveau et le système nerveux. Ce n'est pas un trouble mental. Le retard mental et l'épilepsie peuvent tous deux résulter d'un trouble cérébral. Ce n'est pas très souvent que l'épilepsie est une cause de retard. Le plus souvent, c'est une anomalie ou une lésion cérébrale qui cause le retard et non l'épilepsie.

Il est facile de s'attendre à ce qu'un enfant atteint d'une lésion cérébrale puisse développer à la fois de l'épilepsie et un retard mental. Cela se produit souvent chez les enfants atteints de lésions cérébrales congénitales ou héréditaires à un jeune âge à la suite d'un accident vasculaire cérébral, d'une infection ou d'un traumatisme cérébral. Ce mythe remonte aussi loin que le XVIIIe siècle. Pouvez-vous croire qu'il y a des gens qui y croient encore ? On pourrait penser que les gens auraient appris quelques nouvelles choses sur l'épilepsie au cours des dernières centaines d'années.

Il y a même des gens qui ont peur qu'une personne atteinte d'épilepsie ait une sorte d '«épisode» fou où elle essaiera de blesser quelqu'un dans le voisinage. Certaines personnes croient que l'épilepsie est une forme de folie, elle devrait donc être traitée dans un asile d'aliénés. L'épilepsie est un trouble du cerveau et doit donc être traitée par des médecins, des neurologues ou des psychiatres. Il est vrai que certaines personnes atteintes d'épilepsie souffrent d'une maladie mentale ou d'une forme de retard, mais il en va de même pour de nombreuses autres personnes qui ne souffrent pas d'épilepsie.

L'épilepsie est un trouble du cerveau, elle doit donc être traitée par des médecins, des neurologues ou des psychiatres. Lors d'une crise d'épilepsie, le cerveau de la personne a, ce que j'aime appeler, un court-circuit. Pendant quelques secondes ou minutes, le cerveau ne fonctionne pas comme il le ferait normalement. Les signaux normaux envoyés par le cerveau au reste du corps ne fonctionnent pas comme ils le devraient. Ce n'est pas une raison de croire que la personne est folle, folle ou attardée de quelque manière que ce soit. L'épilepsie est un terme générique couvrant une vingtaine de types différents de troubles épileptiques. Il s'agit d'un problème fonctionnel, physique et non mental.

Mythe 3 : Mettre quelque chose dans la bouche d'une personne qui fait une crise pour l'empêcher d'avaler sa langue

C'est la pire chose que vous puissiez faire. Il est physiquement impossible pour une personne d'avaler sa propre langue. Mettre des objets dans la bouche de la personne peut ébrécher les dents, percer les gencives, lui faire mordre la langue ou l'intérieur de la bouche ou même lui casser la mâchoire.

Les premiers soins corrects sont simples, roulez doucement la personne sur un côté (position de récupération) et placez quelque chose de doux sous sa tête pour éviter qu'elle ne se blesse. Lors de la saisie, la langue est détendue et si la personne est allongée sur le dos, la langue peut tomber au fond de la gorge et bloquer les voies respiratoires. Si cela se produit, roulez la personne sur le côté en position de récupération.

Si la personne mangeait lorsque la crise a commencé, vérifiez s'il reste de la nourriture dans la bouche et retirez-la. Il est possible que la personne s'étouffe avec la nourriture, il est donc préférable de vérifier.

Alors, s'il vous plaît, ne mettez rien dans la bouche de la personne. Tout ce que vous devez faire pour l'aider est de rouler la personne sur le côté et d'essayer de la garder confortable jusqu'à ce que la crise soit terminée et qu'elle puisse se reposer ou dormir.

Mythe 4 : Retenir ou retenir quelqu'un qui a une crise

N'utilisez jamais de contention lorsque quelqu'un fait une crise. La crise suivra son cours et vous ne pourrez pas l'arrêter. Retenir quelqu'un qui a une crise est plus que susceptible de lui faire mal ou de lui causer des blessures. Il y a la possibilité de provoquer des entorses ou même de se briser les os si vous les maintenez trop fort. Vérifiez et retirez tout objet dangereux à proximité de la personne.

Tenter de retenir n'arrêtera pas ou ne ralentira pas la crise et est susceptible de les agiter ou de les blesser. Ne déplacez la personne que si elle risque d'être blessée, par exemple si elle se trouve sur une route très fréquentée ou si elle se trouve à proximité d'escaliers. La personne ne pourra pas répondre ou reconnaître qui que ce soit jusqu'à ce que la crise soit terminée et même alors, elle sera probablement encore confuse pendant un certain temps.

Essayez de placer un coussin ou quelque chose de doux sous sa tête pour l'empêcher de se cogner la tête. Retournez-les sur le côté et essuyez le visage de la personne avec un chiffon humide.

Rester calme est la meilleure chose que vous puissiez faire dans cette situation. Je pense que cela aide la personne qui a la crise à s'en sortir avec moins de stress pour l'esprit et le corps.

Mythe 5 : Vous pouvez faire sortir quelqu'un d'une crise d'épilepsie

Ce n'est pas possible! Une fois que la personne a la crise, il n'y a aucun moyen de l'arrêter, quoi que vous fassiez. La meilleure chose à faire est de rester avec la personne et de lui parler calmement. Assurez-vous que la personne est en sécurité et essayez de la soutenir et de la rassurer une fois qu'elle se réveille et qu'elle redevient consciente de son environnement.

La crise suivra son cours et la personne dormira un peu puis reviendra à la normale. Tant qu'elle ne s'est pas blessée pendant la crise, la personne sera probablement fatiguée et somnolente, mais surtout de retour à la normale.

Certaines personnes ont acquis un chien spécialement dressé qui, disent-ils, peut détecter une éventuelle crise avant qu'elle ne se produise. Cela fonctionnera si la personne atteinte d'épilepsie connaît suffisamment bien son trouble, afin de savoir quelle serait la meilleure chose à faire pour empêcher le début de la crise.

D'autres ont essayé d'utiliser différentes «aides» ou dispositifs qui déclenchent une alarme ou un signal pour avertir la ou les personnes à proximité d'une crise imminente. Ces appareils peuvent aider à prendre des mesures pour empêcher le début d'une crise, bien qu'il n'y ait aucun moyen d'arrêter une crise une fois qu'elle a commencé. Malheureusement, cependant, il n'y a aucun moyen de faire en sorte qu'une personne s'en sorte.

Mythe 6 : Toute personne ayant reçu un diagnostic d'épilepsie ne peut pas conduire

Ce n'est pas parce que vous avez reçu un diagnostic d'épilepsie que vous ne pouvez pas conduire. Beaucoup de gens qui ont été diagnostiqués avec ce trouble l'ont sous contrôle. Si une personne épileptique n'a pas eu de crise depuis deux ans ou plus, elle est considérée comme inapte. Cette période de temps sans saisie diffère selon les pays, alors vérifiez les règles et réglementations de votre pays spécifique et découvrez si vous respectez les directives établies par les autorités de conduite. Qu'ils prennent ou non des médicaments antiépileptiques, tant qu'ils sont en forme, ils peuvent conduire.

Ceci, cependant, est une décision qui devrait être prise par la personne épileptique avec l'avis de son neurologue, car si la personne n'est pas complètement libre, j'ai l'impression que la personne mettra sa vie et/ou la vie d'autres personnes en danger. , alors le risque n'en vaut certainement pas la peine. Prenez plutôt un ascenseur ou utilisez les transports en commun.

En ce qui concerne le mythe, bien sûr, une personne épileptique peut conduire - la question est simplement de savoir si c'est sûr ou non selon le type et la gravité de son épilepsie et à quel point elle est bien contrôlée. La personne atteinte d'épilepsie est celle qui doit y réfléchir et peser le pour et le contre dans sa situation et selon son type spécifique d'épilepsie.

Les personnes atteintes de la maladie ont la même gamme de capacités et d'intelligence que n'importe qui d'autre. Certains ont de graves convulsions et ne peuvent pas travailler; d'autres réussissent et sont productifs dans des carrières stimulantes. Les personnes atteintes de troubles épileptiques se trouvent dans tous les horizons et à tous les niveaux des entreprises, du gouvernement, des arts et des professions.

Si les crises d'une personne ne sont pas contrôlées, la conduite est restreinte. La Direction des véhicules à moteur autorisera normalement la conduite si leur médecin convient qu'ils n'ont pas eu de crise depuis six mois et qu'ils prennent régulièrement leurs médicaments.

Mythe 7 : Tous les épileptiques perdent connaissance et ont des convulsions

Non, cela n'arrive pas à toutes les personnes épileptiques. Certains, oui, mais pas tout le monde. Il existe tellement de types de crises différents. Oui, certaines personnes perdent connaissance et ont des convulsions mais il y en a d'autres qui se mettent à parler bizarrement de tout et de rien, ça dépend, et d'autres qui se contentent de sauter ou de faire des mouvements étranges ou inhabituels. Cela semble étrange, mais ils sautent littéralement, sont dans une sorte de transe, puis reviennent à la normale.

En fait, il existe plus de quarante types différents de crises, et les convulsions ne sont pas les plus courantes. Les crises peuvent prendre de nombreuses formes, notamment un regard vide, un mouvement involontaire, une altération de la conscience, un changement de sensation ou une convulsion.

Une crise d'épilepsie est une poussée anormale d'activité électrique dans le cerveau. Il existe de nombreux types de crises. Le type de crise qu'une personne a dépend de la partie et de la quantité du cerveau qui est affectée par la perturbation électrique qui produit les crises. Les crises sont divisées en deux grandes catégories : crises généralisées (absence, atoniques, tonico-cloniques, myocloniques) ou crises partielles (simples et complexes). Les personnes atteintes d'épilepsie peuvent éprouver plus d'un type de crise.

Il existe de nombreux types d'épilepsie et de convulsions selon la partie du cerveau qui est touchée. Selon la Ligue internationale contre l'épilepsie, la classification des épilepsies est la suivante :

Types de saisie :

Dénbut géralisé : moteur ; tonico-clonique et variantes ; Tonique (atonique, myoclonique, atonique myoclonique, spasmes épileptiques); Non moteur (absence typique, absence atypique, absence myoclonique) ; Absence avec myoclonie des paupières.

Crise d'épilepsie focale : consciente ; Conscience altérée; Automatismes d'apparition motrice, spasmes atoniques, cloniques, épileptiques, hyperkinétiques, myocloniques, toniques ; Apparition non motrice - Autonome, arrêt du comportement, cognitif (langage altéré, autres domaines cognitifs, caractéristiques positives, par exemple : déjà vu, hallucinations, distorsions perceptives), émotionnel (anxiété, peur, joie, etc.), sensoriel ; Focale à bilatérale Tonico-clonique.

Crise d'apparition inconnue : spasmes épileptiques moteurs-tonico-cloniques ; Arrêt non moteur

Non classé

Classification de l'épilepsie : épilepsie généralisée ; Épilepsie focale ; Épilepsie généralisée et focale ; Épilepsie inconnue

Syndromes d'épilepsie :

Néonatal/Infantile : crises néonatales auto-limitées et épilepsie néonatale familiale auto-limitée ; Épilepsie infantile familiale et non familiale auto-limitée ; Encéphalopathie myoclonique précoce ; Syndrome d'Ohtahara ; Syndrome de West ; Syndrome de Dravet ; Épilepsie myoclonique du nourrisson ; Épilepsie de la petite enfance avec crises focales migrantes ; Encéphalopathie myoclonique dans les troubles non évolutifs ; Convulsions fébriles plus, épilepsie génétique avec convulsions fébriles plus.

Enfance : Épilepsie avec crises myocloniques-atoniques ; Épilepsie avec myoclonies des paupières ; syndrome de Lennox-Gastaut ; Épilepsie d'absence d'enfance ; Épilepsie avec absences myocloniques ; syndrome de Panayiotopoulos ; Épilepsie occipitale de l'enfant (type Gastaut); épilepsie photosensible du lobe occipital ; Épilepsie infantile avec pointes centrotemporales ; Épilepsie infantile atypique avec pointes centrotemporales ; Encéphalopathie épileptique avec pointes et ondes continues pendant le sommeil ; syndrome de Landau-Kleffner ; Epilepsie frontale nocturne autosomique dominante.

Adolescent/Adulte : Épilepsie d'absence juvénile ; Épilepsie myoclonique juvénile ; Épilepsie avec crises tonico-cloniques généralisées seules ; Épilepsie autosomique dominante avec caractéristiques auditives ; Autres épilepsies temporales familiales.

Tout âge : Épilepsie focale familiale à foyers variables ; épilepsies réflexes ; Epilepsies myocloniques progressives

Étiologies de l'épilepsie : étiologie génétique ; étiologie structurelle ; étiologie métabolique ; étiologie immunitaire ; étiologie infectieuse ; Étiologie inconnue

Pour en savoir plus sur tous les types de crises, j'écris un livre sur les crises qui sera publié prochainement.

Mythe 8 : L'épilepsie ne peut pas être contrôlée

L'épilepsie est un problème médical chronique qui, pour de nombreuses personnes, peut être traité avec succès. Malheureusement, le traitement ne fonctionne pas pour tout le monde et il y a un besoin critique de plus de recherche. La vérité est que l'épilepsie est un trouble très courant. L'épilepsie peut arriver à n'importe qui à n'importe quel moment. Dans la grande majorité des cas, l'épilepsie ne devrait pas empêcher quelqu'un de mener une vie saine et productive. Ce sont trop souvent les idées fausses des gens sur l'épilepsie qui créent le handicap, et non l'épilepsie elle-même. De nombreuses caractéristiques des crises et leurs séquelles immédiates peuvent facilement être interprétées à tort comme des comportements « fous » ou « violents ».

Malheureusement, les policiers et même le personnel médical peuvent confondre les comportements liés aux crises avec d'autres problèmes. Cependant, ces comportements ne représentent que des actions semi-conscientes ou confuses résultant de la crise. Pendant les crises, certaines personnes peuvent ne pas répondre aux questions, parler du charabia, se déshabiller, répéter un mot ou une phrase, froisser des papiers importants ou apparaître effrayées et crier. Certains sont confus immédiatement après une crise, et s'ils sont retenus ou empêchés de se déplacer, ils peuvent devenir agités et combatifs. Certaines personnes sont capables de répondre aux questions et de tenir une conversation assez bien, mais plusieurs heures plus tard, elles ne se souviennent plus du tout de la conversation.

L'épilepsie est parfaitement compatible avec une vie normale, heureuse et bien remplie. Cependant, la qualité de vie de la personne peut être affectée par la fréquence et la gravité des crises, les effets des médicaments, les réactions des spectateurs aux crises et d'autres troubles souvent associés ou causés par l'épilepsie.

Certains types d'épilepsie sont plus difficiles à contrôler que d'autres types d'épilepsie. Vivre avec succès avec l'épilepsie nécessite une attitude positive, un environnement favorable et de bons soins médicaux. Faire face à la réaction des autres personnes au trouble peut être la partie la plus difficile de vivre avec l'épilepsie.

Acquérir une attitude positive peut être plus facile à dire qu'à faire, en particulier pour ceux qui ont grandi dans l'insécurité et la peur. Il est important d'inculquer un fort sentiment d'estime de soi aux enfants. De nombreux enfants atteints de maladies chroniques et persistantes, non seulement d'épilepsie mais aussi de troubles comme l'asthme ou le diabète, ont une faible estime de soi. Cela peut être causé en partie par les réactions des autres et en partie par l'inquiétude parentale, qui favorise la dépendance et l'insécurité. Les enfants développent une forte estime de soi et une indépendance en louant leurs réalisations et en mettant l'accent sur leurs capacités potentielles.

La majorité des personnes qui reçoivent un diagnostic d'épilepsie peuvent être traitées avec succès avec les médicaments appropriés. L'épilepsie peut être contrôlée avec le bon assortiment et le bon dosage de médicaments anti-épileptiques pour la personne et son type d'épilepsie. Cependant, cela peut parfois prendre des années pour y parvenir. Certaines personnes contrôlent leur épilepsie assez rapidement et facilement, mais certaines luttent pendant des années ou n'ont pas la chance d'en arriver au point où elles sont en forme.

Il peut être très difficile pour les neurologues et les patients de trouver le bon assortiment de médicaments pour contrôler l'épilepsie, mais cela se fait. Même lorsque d'autres traitements sont expérimentés, comme la chirurgie, la stimulation cérébrale ou l'alimentation, les médicaments contre l'épilepsie doivent encore être pris, au moins pendant un certain temps après.

Plus d'une vingtaine de médicaments différents aussi appelés anticonvulsivants ou antiépileptiques sont actuellement disponibles pour traiter l'épilepsie. En tant que groupe, ces médicaments sont au cinquième rang des médicaments les plus prescrits aux États-Unis. Plus de cinquante-six millions d'ordonnances sont remplies au cours d'une année typique aux États-Unis d'Amérique seulement. Une autre option est le stimulateur du nerf vague.

Le but du traitement de l'épilepsie est de prévenir les crises. Les traitements comprennent les médicaments antiépileptiques, la chirurgie, la stimulation du nerf vague et chez les enfants le régime cétogène. Parmi ces traitements, l'utilisation régulière de médicaments antiépileptiques est la plus courante et la première à être essayée. Différents médicaments contrôlent différents types de crises. Un médicament qui aide une personne peut ne pas être efficace pour quelqu'un d'autre.

Mythe 9 : L'épilepsie est un trouble qui dure toute la vie (elle ne s'améliorera jamais ou ne disparaîtra jamais)

L'épilepsie n'est pas nécessairement un trouble permanent. Certaines épilepsies infantiles sont dépassées et plus de soixante-dix pour cent des personnes atteintes d'épilepsie n'ont plus de crise avec des médicaments, souvent dans les cinq ans suivant le diagnostic. Si une personne a une période sans crise de deux ans ou plus, il peut être possible de se sevrer des médicaments antiépileptiques sous surveillance et avis médicaux.

Lors de la prise de médicaments et d'autres formes de traitement, il est possible que les personnes atteintes de ce trouble vivent sans crises. Plus de quatre-vingt pour cent des patients n'auront plus de crise. Il existe quelques traitements utilisés, à savoir les médicaments anti-épileptiques, la stimulation vagale, la chirurgie de l'épilepsie, l'huile de cannabis et le régime cétogène.

Il existe plusieurs médicaments anti-épileptiques qui sont efficaces dans le traitement de l'épilepsie. Le choix du médicament est fait par le neurologue en fonction de l'âge, du sexe, du type de crise, du mode de vie et des conditions médicales de chaque patient (allergies ou autres maladies). De nombreuses personnes peuvent être exemptes de crises après avoir pris des médicaments pendant environ deux à cinq ans.

L'épilepsie peut commencer à tout moment dans la vie d'une personne et il y a aussi eu des cas où tout s'arrête à nouveau et la personne n'a plus de crises pour le reste de sa vie. L'épilepsie peut également être juste une ou quelques crises, puis elle s'arrête tout aussi soudainement qu'elle a commencé. Je pense que cela pourrait être un peu déroutant pour toutes les personnes impliquées, car l'épilepsie n'affecte pas seulement la personne qui a des crises, mais aussi tous ses proches. Cependant, toute minimisation de la gravité ou de la fréquence des crises pourrait être un énorme poids retiré des épaules de la personne et de sa famille.

Il y a beaucoup d'autres personnes épileptiques qui n'ont pas cette chance et qui vivent quotidiennement avec ce trouble. L'épilepsie de certains peuples commence comme un jeune enfant, certains adolescents et certains adultes

- cela dépend de tant de variables. De nombreuses personnes ont également tendance à développer une épilepsie après un accident grave - c'est ce qu'on appelle l'épilepsie post-traumatique et c'est assez courant.

Mythe 10 : L'épilepsie ne tue pas

On estime que vingt-cinq à cinquante mille personnes meurent chaque année à cause de l'épilepsie et de causes connexes, y compris l'état de mal épileptique (une crise qui ne se termine pas), la mort subite inattendue dans l'épilepsie (SUDEP), la noyade, la suffocation, les brûlures et les chutes pendant et après une saisie et d'autres accidents tragiques.

La mortalité directement liée à l'épilepsie est élevée. Le taux annuel de mortalité internationale a été estimé à environ vingt décès pour mille, ce qui est extrêmement élevé pour une maladie largement méconnue.

Vous pouvez mourir d'épilepsie. Bien que la mort dans l'épilepsie ne se produise pas fréquemment, l'épilepsie est une maladie très grave et les personnes meurent des suites de crises. La cause de décès la plus fréquente est la mort subite inattendue dans l'épilepsie (connue sous le nom de MSIE). Bien qu'il y ait encore beaucoup de choses que nous ignorons sur la MSIE, les experts estiment qu'une personne épileptique sur mille en meurt chaque année.

Les gens peuvent également mourir de crises prolongées (état de mal épileptique). Près de deux pour cent des décès chez les personnes atteintes d'épilepsie sont dus à ce type d'urgence épileptique.

L'épilepsie est toujours une maladie très grave et des personnes meurent de crises. Les experts estiment que les SEIY (Status Epilepticus) prolongés sont la cause de vingt-deux à quarante-deux mille décès aux États-Unis chaque année. Dans une importante étude sur l'état de mal épileptique, 42 % des décès sont survenus chez des personnes ayant des antécédents d'épilepsie.

L'épilepsie est un trouble très mortel et dangereux qui tue des gens au quotidien. Ce n'est pas directement l'épilepsie qui cause les décès, mais le lieu ou les circonstances dans lesquelles la crise se produit. Des milliers de personnes se noient (vous ne pouvez pas nager lorsque vous avez une crise), ont des accidents mortels (vous ne pouvez pas contrôler comment ni où cela se produit) et certaines tombent dans le mauvais sens, causant des blessures mortelles.

SUDEP, est bien réel pour des millions de personnes qui ont perdu des êtres chers. La plupart des personnes décédées du SUDEP ont eu des crises nocturnes et ne se sont pas réveillées pour voir un autre jour. Oui, c'est un fait très triste mais c'est vrai et cela ne peut être évité que par la protection et les soins 24 heures sur 24 d'une autre personne, ce qui n'est pas toujours possible.

Mythe 11 : Seuls les enfants sont épileptiques

Tout le monde peut être épileptique. Du nouveau-né à la personne âgée. L'épilepsie peut commencer à tout âge, mais elle est le plus souvent diagnostiquée chez les personnes de moins de vingt ans et de plus de soixante-cinq ans. En effet, certains cas sont plus fréquents chez les jeunes (comme les difficultés à la naissance, les infections infantiles ou les accidents) et chez les personnes âgées comme les accidents vasculaires cérébraux ou les maladies cardiaques pouvant entraîner l'épilepsie). Pour certaines personnes, leur épilepsie peut « disparaître » et elles cessent d'avoir des crises. C'est ce qu'on appelle la rémission spontanée.

L'incidence de l'épilepsie chez les personnes âgées est plus élevée que chez les enfants. L'épilepsie peut se développer chez n'importe qui et à n'importe quel âge. Une personne sur vingt-six développera une épilepsie au cours de sa vie. L'épilepsie est la quatrième affection neurologique la plus courante et l'épilepsie touche plus de soixante-cinq millions de personnes dans le monde.

Les nouveaux cas d'épilepsie sont plus fréquents chez les enfants au cours de la première année de vie. Le taux de nouveaux cas d'épilepsie diminue jusqu'à l'âge de dix ans environ puis se stabilise. Après cinquante-cinq ans, le taux de nouveaux cas d'épilepsie commence à augmenter, car les gens développent des accidents vasculaires cérébraux, des tumeurs cérébrales ou la maladie d'Alzheimer, qui peuvent tous provoquer l'épilepsie.

Mythe 12 : Les personnes atteintes d'épilepsie sont handicapées et ne peuvent pas mener une vie normale avec une famille et des enfants

Les personnes atteintes d'épilepsie peuvent faire presque n'importe quoi. Ils peuvent aller à l'école, faire du sport, travailler et se marier. Les crises ne surviennent que quelques minutes dans la vie d'une personne. Le reste du temps, ils sont normaux et peuvent faire des choses normales. Lorsque les crises sont peu fréquentes ou contrôlées, les personnes atteintes d'épilepsie peuvent faire presque tout ce que peuvent faire les personnes non épileptiques. Les personnes atteintes d'épilepsie sont encouragées à mener une vie normale. Certaines précautions de sécurité sont cependant respectées.

L'épilepsie n'est pas un obstacle à l'accomplissement personnel. La plupart des personnes atteintes d'épilepsie ont le même éventail de capacités et d'intelligence que les autres personnes. Bien qu'un nombre important de personnes ayant des difficultés auditives et/ou une déficience intellectuelle souffrent également d'épilepsie. Cela ne signifie pas que les personnes atteintes d'épilepsie ont nécessairement des difficultés d'apprentissage ou une déficience intellectuelle.

L'épilepsie est légalement considérée comme un handicap, cependant, les personnes épileptiques peuvent mener une vie raisonnablement normale. Avec l'aide de médicaments anti-épileptiques, vous pouvez même arriver au point où l'épilepsie est contrôlée et vous êtes en forme. Avoir un mari ou une femme avec qui passer sa vie et des enfants à élever est possible à cent pour cent. J'ai un mari de vingt-trois ans et deux beaux enfants et on m'a diagnostiqué des crises toniclоniques avec des chocs myocloniques quand j'avais dix-sept ans.

L'épilepsie peut affecter le mode de vie d'une personne, mais vous pouvez vivre une vie bien remplie. Vous pouvez simplement faire les choses avec modération, en évitant les extrêmes. Avant de commencer à faire quelque chose de nouveau, demandez-vous si vous pourriez vous blesser ou blesser quelqu'un d'autre si vous aviez une crise. Si vous le pouvez ou si vos crises ne sont pas bien contrôlées, vous devrez soit éviter l'activité, soit être très prudent.

Mythe 13 : Les femmes atteintes d'épilepsie ne peuvent pas avoir d'enfants et ne devraient jamais se marier

L'épilepsie n'interfère pas avec le processus de reproduction des hommes ou des femmes. C'est une condition médicale et affecte les gens à des degrés divers.

Les femmes atteintes d'épilepsie peuvent facilement avoir des enfants et beaucoup d'entre elles sont des mères mariées et des futures mères. Nous, les femmes, pouvons être rassurées de savoir que des milliers et des milliers de femmes atteintes d'épilepsie prennent soin de leur propre santé, élèvent leurs enfants et la font fonctionner. Nous savons tous que peu importe nos efforts, il n'y a pas de mères parfaites et il n'y a pas de familles parfaites.

Élever des enfants est un mélange passionnant, mais souvent effrayant de bonheur, de plaisir, d'émerveillement et d'inquiétude, mais l'épilepsie ajoute un élément de plus au mélange. Cependant, pour moi, cela ne change pas les bases d'être une épouse et une mère. Comme toutes les mères, les femmes atteintes d'épilepsie font tout ce qu'elles peuvent pour leurs enfants. Surtout, ils veulent les aider à devenir des jeunes confiants, heureux, compatissants, bien éduqués et indépendants.

Prendre soin de vous en tant que femme épileptique signifie que votre santé doit passer en premier. Se sentir bien et rester en bonne santé vous aide à être le genre de mère que vous voulez être, pour vous et votre famille. Prendre soin de vous signifie en apprendre le plus possible sur le type d'épilepsie dont vous souffrez et sur ce que vous pouvez faire pour limiter les effets de l'épilepsie sur vous et votre famille. Prendre soin de soi, c'est trouver un médecin qui vous plaît et en qui vous pouvez avoir confiance. Quelqu'un qui vous écoute et vous valorise en tant que personne. Prendre soin de vous signifie en savoir plus sur vos médicaments antiépileptiques ainsi que sur leurs effets et sur les méthodes de traitement disponibles. Prendre soin de soi, c'est développer son estime de soi et renforcer sa confiance en soi dans ses relations à l'intérieur et à l'extérieur de la famille.

La plupart des femmes atteintes d'épilepsie peuvent avoir des enfants en toute sécurité, sans effets indésirables sur le bébé. Le mariage des femmes atteintes d'épilepsie est une question délicate et sensible et doit être traité de manière appropriée. Il n'y a certainement aucun obstacle au mariage.

Mythe 14 : Toute épilepsie est génétique

L'épilepsie peut être génétique, mais ce n'est pas toujours le cas. Il existe de nombreux types d'épilepsie et de nombreuses causes ou raisons.

L'hérédité, la génétique ou les traits physiques que nous héritons de nos parents peuvent jouer un rôle important dans de nombreux cas d'épilepsie. Par exemple, tous ceux qui ont une blessure grave à la tête, qui peut être une cause évidente de convulsions, ne seront pas épileptiques. Les personnes qui développent une épilepsie peuvent être plus susceptibles d'avoir des antécédents de crises dans leur famille. Ces antécédents familiaux suggèrent qu'il est plus facile pour eux de développer une épilepsie que pour les personnes sans tendance génétique.

Lorsque les crises commencent des deux côtés du cerveau en même temps, on parle d'épilepsie généralisée, qui est plus susceptible d'impliquer des facteurs génétiques que l'épilepsie partielle ou focale. Cependant, ces dernières années, des liens génétiques avec certaines formes d'épilepsie partielle ont été découverts.

Le risque que les frères et sœurs d'enfants atteints d'épilepsie développent également le trouble est légèrement plus élevé que d'habitude, car il peut y avoir une tendance génétique dans la famille aux convulsions et à l'épilepsie. Même ainsi, la plupart des frères et sœurs ne développeront pas d'épilepsie. L'épilepsie est plus susceptible de survenir chez un frère ou une sœur si l'enfant atteint d'épilepsie a des crises généralisées.

La plupart des enfants de personnes épileptiques ne développent pas de convulsions ni d'épilepsie. Cependant, c'est possible parce que les gènes sont transmis par les familles. Le risque pour les enfants dont le père souffre d'épilepsie n'est que légèrement plus élevé. Si la mère est épileptique et pas le père, le risque est toujours inférieur à cinq sur cent. Si les deux parents sont épileptiques, le risque est un peu plus élevé. La plupart des enfants n'hériteront pas de l'épilepsie d'un parent, mais le risque d'hériter de certains types d'épilepsie est plus élevé.

Si vous souffrez d'épilepsie, vous craignez peut-être que vos enfants en souffrent également. Cependant, il est important d'apprendre les faits et de comprendre les risques de le transmettre à vos enfants. Le risque de le transmettre est généralement faible et l'épilepsie ne devrait pas être une raison pour ne pas avoir d'enfants.

Les tests médicaux peuvent aider les personnes atteintes d'une forme génétique connue d'épilepsie à comprendre leurs risques. Si un enfant développe une épilepsie, rappelez-vous que de nombreux enfants peuvent contrôler complètement les crises et que, pour certains, les crises peuvent disparaître.

Plus important encore, le fait d'avoir des convulsions et de l'épilepsie ne signifie pas que vous ou votre enfant êtes différent ou moins important que n'importe qui d'autre. Bien que le nombre de gènes épileptiques déjà connus soit impressionnant, ils ne représentent probablement que la pointe de l'iceberg.

Environ cinquante pour cent de tous les gènes, au moins pendant le développement fœtal, sont exprimés dans le cerveau et pourraient donc être considérés comme des candidats aux troubles épileptiques. En outre, des recherches récentes ont montré que les altérations du nombre de copies d'ADN génomique et des éléments de régulation des gènes sont susceptibles d'être aussi importantes pour les troubles humains que les mutations qui affectent directement les gènes.

À l'avenir, l'hybridation du génome entier ou l'analyse du polymorphisme d'un seul nucléotide à l'échelle du génome deviendront des outils importants pour l'identification des altérations génétiques avec une application potentielle aux formes courantes d'épilepsie.

N'importe qui peut développer une épilepsie à tout moment. Certaines personnes naissent avec, alors que d'autres ont leur toute première crise à l'âge mûr. Bien que la génétique puisse jouer un rôle, il existe d'autres causes plus courantes d'épilepsie, telles qu'un traumatisme crânien, une tumeur ou une lésion cérébrale et un accident vasculaire cérébral. Dans la plupart des cas, environ soixante-cinq à soixante-dix pour cent, la cause de l'épilepsie n'est pas connue.

Dans certains cas rares, l'état causant l'épilepsie est génétiquement héréditaire. Cependant, ces cas ne sont pas majoritaires. Il existe des marqueurs génétiques de l'épilepsie, mais cela ne signifie pas que la personne développera la maladie.

Mythe 15 : Les personnes atteintes d'épilepsie sont folles, maudites ou possédées par des esprits maléfiques

Les personnes atteintes d'épilepsie ne sont pas folles, maudites ou possédées. C'est une idée d'il y a des siècles, quand les gens ne savaient pas que les changements dans les cellules cérébrales provoquent des crises. Cela aurait peut-être été logique pour les gens à l'époque, mais nous savons maintenant que de nombreuses choses peuvent blesser le cerveau et provoquer des crises. Les gens avaient l'habitude d'expliquer un comportement étrange, errant ou marmonnant, en disant que la personne était folle, maudite ou possédée par des esprits maléfiques.

L'épilepsie est un trouble du cerveau causé par une décharge électrique soudaine et brève dans le cerveau. Les anomalies sont souvent enregistrées sur une machine d'enregistrement des ondes cérébrales appelée électroencéphalogramme (EEG). Lorsque les cellules cérébrales souffrent d'une activité électrique anormale, cela s'apparente à un "court-circuit" ou à une "mise à la terre" à l'intérieur du cerveau. Cela se traduit par des mouvements, des sensations, un comportement ou une perte de conscience anormaux. Cela peut durer très brièvement, comme quelques minutes. C'est ce qu'on appelle une crise. Lorsque les crises deviennent récurrentes ou se produisent deux fois ou plus sans cause évidente, on parle d'épilepsie. Il existe de nombreux types de crises selon la partie du cerveau qui est touchée.

Les crises modifient généralement le mouvement, la sensation, le comportement et/ou la conscience. Une crise peut prendre de nombreuses formes différentes, notamment un regard vide, des mouvements incontrôlés, une altération de la conscience, des sensations étranges ou des convulsions.

Les personnes atteintes d'épilepsie ne sont en aucun cas folles ou possédées. Nous avons un trouble ou un handicap, selon votre préférence, qui affecte notre cerveau et donc affecte le corps lors d'une crise. L'épilepsie est un trouble physique et fonctionnel. Les crises peuvent être contrôlées par l'utilisation de médicaments anti-épileptiques et sont donc classées comme un trouble ou une maladie comme les autres.

Bien que la plupart des gens reconnaissent depuis longtemps que l'épilepsie n'est pas une forme de possession, certaines cultures le croient encore. Les organisations d'épilepsie travaillent dur pour éduquer tout le monde sur le fait que l'épilepsie est une condition médicale, un trouble du cerveau qui provoque des crises récurrentes.

Mythe 16 : Aucune personne célèbre n'a souffert d'épilepsie

Complètement faux. Tant de personnes célèbres ont eu et ont encore l'épilepsie. Certaines de ces personnes sont : Socrate, Julius Ceaser, Alexandre le Grand, Van Gogh, Napoléon, Alfred Nobel, Jeanne d'Arc, Sir Isaac Newton, Thomas Edison, Danny Glover (acteur dans les films Lethal Weapon), Derrick Morris (NHL), Charles Dickens (auteur), Leonardo Da Vinci (artiste), Niel Young (musicien), Martin Luther King, Agatha Christie, Alfred le Grand, Aristote, Bud Abbott, Chanda Gunn, Charles Dickens, Charles V d'Espagne, Danny Glover, DJ Hapa, Edgar Allen Poe, Fiodor Mikhaïlovitch Dostoïevski, George Frederick Haendel, Hannibal, Hector Berlioz, Hugo Weaving, James Madison, Lewis Carrol, Lil Wayne, Lord Byron, Louis XIII de France, Margaux Hemingway, Michel-Ange, Napoléon Bonaparte, Niel Young, Nicolo Paganini, Paul Ier de Russie, Pierre Tchaïkovski, Pierre le Grand, Prince, Pythagore, Richard Burton, Robert Schumann, Sir Isaac Newton, Sir Walter Scott, Socrate, Théodore Roosevelt, Truman Capote et Vincent Van Gogh. Il y en a des milliers d'autres mais je pense que cela suffit à prouver le fait.

Mythe 17 : Les personnes atteintes d'épilepsie ne sont pas aussi intelligentes que la moyenne

Les personnes atteintes d'épilepsie ont le même éventail de capacités et d'intelligence que n'importe qui d'autre. Certaines personnes ont des convulsions graves et ne peuvent pas travailler; d'autres réussissent et sont productifs dans des carrières stimulantes. Beaucoup de personnes atteintes d'épilepsie sont intelligentes ou ont un quotient intellectuel normal. De nombreux dirigeants, intellectuels, artistes et scientifiques célèbres souffrent d'épilepsie et pourtant ils ont pu accomplir tant de choses malgré le trouble. Les gens peuvent posséder des compétences, des talents et une intelligence exceptionnels dans de nombreux domaines.

Les personnes atteintes d'épilepsie ont la même gamme d'intelligence que la population générale. Certaines conditions qui diminuent la capacité mentale provoquent également l'épilepsie; mais l'épilepsie elle-même ne diminue pas la capacité mentale. L'épilepsie n'a pas affecté la capacité mentale d'Alfred Nobel, Jules César, Charles Dickens, Alexandre le Grand et de nombreuses autres personnes qui vivent actuellement une vie réussie et épanouissante avec l'épilepsie.

Les personnes atteintes d'épilepsie ont en moyenne le même niveau d'intelligence que les personnes non épileptiques. L'apprentissage peut être rendu plus difficile si les crises sont fréquentes ou si les médicaments ont des effets secondaires très prononcés, tels que somnolence et fatigue excessive. Cependant, l'épilepsie ne cause généralement pas une intelligence inférieure. En fait, certaines personnes très talentueuses et brillantes souffrent d'épilepsie, y compris des personnages historiques assez influents tels que Sir Isaac Newton, Vincent Van Gogh, Ludwig van Beethoven, Agatha Christie et Napoléon.

Un autre mythe courant est que les enfants épileptiques sont ennuyeux et ne peuvent pas apprendre, et qu'ils ne devraient donc pas être envoyés à l'école. C'est de la foutaise. La plupart des enfants épileptiques ont une intelligence normale. Certains enfants atteints d'épilepsie ont un retard mental coexistant, mais ils ont une anomalie cérébrale sous-jacente identifiable. Cependant, il est également vrai que certains enfants épileptiques sont extrêmement intelligents. Par conséquent, les parents devraient être encouragés à inscrire leur enfant atteint d'épilepsie dans des écoles avec d'autres enfants normaux. De cette façon, ils peuvent retrouver leur estime de soi et réaliser leur plein potentiel.

Mythe 18 : Les personnes qui ont des convulsions ne peuvent pas gérer des tâches à haute pression ou très exigeantes

Les personnes atteintes de troubles épileptiques se trouvent dans tous les milieux et à tous les niveaux dans les affaires, le gouvernement, les arts et les professions. D'autres n'en sont pas toujours conscients car, encore aujourd'hui, de nombreuses personnes atteintes d'épilepsie n'en parlent pas ou n'en parlent pas par peur de ce que les autres pourraient penser.

La plupart des personnes atteintes d'épilepsie peuvent travailler et avoir des carrières enrichissantes. Certains peuvent encore avoir des convulsions, mais peuvent être des employés précieux lorsqu'ils sont placés au bon poste ou lorsque des aménagements sont faits. Les capacités de chaque personne doivent être considérées individuellement.

Les personnes atteintes d'épilepsie ont le même éventail de capacités et d'intelligence que n'importe qui d'autre. Certains ont de graves convulsions et ne peuvent pas travailler; d'autres réussissent et sont productifs dans des carrières stimulantes. Les personnes atteintes de troubles épileptiques se trouvent dans tous les modes de vie et à tous les niveaux des entreprises, du gouvernement, des arts et des professions.

L'ADA exige que les employeurs fournissent des ajustements ou des modifications, appelés aménagements raisonnables, pour permettre aux candidats et aux employés handicapés de bénéficier de l'égalité des chances en matière d'emploi, à moins que cela ne constitue une contrainte excessive (c'est-à-dire une difficulté ou une dépense importante). Les aménagements varient selon les besoins de la personne handicapée. Tous les employés atteints d'épilepsie n'auront pas besoin d'un aménagement ou n'auront pas besoin des mêmes aménagements, et la plupart des aménagements dont une personne atteinte d'épilepsie pourrait avoir besoin n'entraîneront que peu ou pas de frais. Un employeur doit fournir un aménagement raisonnable qui est nécessaire en raison de l'épilepsie elle-même, des effets des médicaments ou des deux. Par exemple, un employeur peut devoir accommoder un employé incapable de travailler pendant qu'il subit des tests diagnostiques pour déterminer la raison de ses crises ou à cause des effets secondaires des médicaments. Un employeur, cependant, n'a aucune obligation de surveiller le traitement médical d'un employé ou de s'assurer que la personne se repose suffisamment ou prend les médicaments prescrits.

Les personnes atteintes d'épilepsie peuvent gérer des emplois avec responsabilité et stress. Les personnes atteintes de troubles épileptiques se trouvent dans tous les horizons de la vie. Ils peuvent travailler dans les affaires, le gouvernement, les arts et toutes sortes de professions. Si le stress affecte leurs crises, ils devront peut-être apprendre à mieux gérer le stress, mais, à mon avis, tout le monde doit apprendre à mieux gérer le stress. Il peut y avoir certains types d'emplois que les personnes atteintes d'épilepsie ne peuvent pas faire en raison d'éventuels problèmes de sécurité. Sinon, l'épilepsie ne devrait pas affecter le type de travail ou de responsabilité d'une personne.

Mythe 19 : Les personnes atteintes d'épilepsie semblent différentes et vous pouvez les repérer à vue d'œil à leur apparence

Les personnes atteintes d'épilepsie ressemblent à des personnes normales et la plupart des gens ne sauront même jamais que la personne a reçu un diagnostic d'épilepsie à moins que la personne épileptique n'ait une crise qu'elle voit par elle-même. Je dirais qu'environ quatre-vingt-dix pour cent des personnes atteintes d'épilepsie ne disent qu'à leurs amis proches et à leur famille qu'elles sont atteintes d'épilepsie. Cela est principalement dû à la stigmatisation associée à ce trouble et aux suppositions que d'autres font sur les personnes atteintes d'épilepsie. Il n'y a aucun moyen de savoir si une personne souffre d'épilepsie ou de convulsions simplement en la regardant.

Il existe de nombreux tests utilisés dans l'évaluation d'une personne susceptible d'être atteinte d'épilepsie. Le principal outil de diagnostic de l'épilepsie est un historique médical minutieux contenant autant d'informations que possible sur l'apparence des crises et sur ce qui s'est passé juste avant qu'elles ne commencent. Un deuxième outil majeur est un électroencéphalographe (EEG). Il s'agit d'un test qui enregistre les ondes cérébrales captées par de minuscules fils (électrodes) placés sur le cuir chevelu. Les ondes cérébrales présentent des schémas particuliers qui peuvent aider le médecin à identifier l'épilepsie. Lorsque l'EEG ne montre pas la cause de l'épilepsie, les scanners CT (tomographie informatisée) ou IRM (imagerie par résonance magnétique) peuvent être utiles chez certains patients pour rechercher des excroissances, des cicatrices ou d'autres conditions physiques pouvant être à l'origine des crises.

Mythe 20 : L'épilepsie s'accompagne souvent d'autres affections physiques, handicaps et incapacités

L'épilepsie s'accompagne très rarement d'autres affections physiques, handicaps et incapacités. Il existe cependant des exceptions, généralement lorsque la personne a déjà un mécanisme pathologique sous-jacent qui peut ensuite conduire à l'épilepsie plus tard. Les personnes atteintes d'épilepsie ont tendance à avoir plus de problèmes physiques tels que des ecchymoses dues à des blessures liées à des crises, ainsi que des taux plus élevés de troubles psychologiques, notamment l'anxiété et la dépression. Les personnes atteintes d'épilepsie peuvent être gravement blessées ou même mourir après une crise parce qu'elles sont inconscientes et ne peuvent pas prévenir les blessures telles que les chutes, la noyade, les brûlures et les crises prolongées.

La cause de l'épilepsie est encore inconnue dans environ cinquante pour cent des cas dans le monde. Les causes de l'épilepsie sont réparties dans les catégories suivantes : structurelles, génétiques, infectieuses, immunitaires et inconnues. Voici quelques exemples de causes possibles : lésions cérébrales d'origine prénatale ou périnatale (perte d'oxygène ou traumatisme pendant l'accouchement ou faible poids à la naissance), anomalies congénitales ou affections génétiques associées à des malformations cérébrales, traumatisme crânien grave, accident vasculaire cérébral qui limite la quantité d'oxygène au cerveau, une infection du cerveau comme la méningite, l'encéphalite ou la neurocysticercose, certains syndromes génétiques et une tumeur au cerveau.

Mythe 21 : L'épilepsie est contagieuse et la maladie peut être transmise par un simple toucher

L'épilepsie n'est pas transmissible par contact personnel étroit via des baisers, des câlins, des rapports sexuels, etc. C'est une maladie non transmissible du cerveau. Certaines des causes prouvées sont les infections cérébrales, les accidents vasculaires cérébraux, les traumatismes cérébraux ou les tumeurs. L'épilepsie apparaît souvent pour la première fois chez les enfants et les jeunes adultes, bien que n'importe qui puisse développer l'épilepsie à tout moment. C'est un effet secondaire d'une lésion cérébrale traumatique, qui peut survenir à la suite d'accidents de voiture, de chutes, de bagarres ou à tout moment où le cerveau subit un coup terrible. Les vétérans peuvent développer une épilepsie après une lésion cérébrale traumatique subie au combat suite à des explosions ou à un certain nombre de scénarios.

Un autre mythe que j'ai entendu concernant celui-ci est le suivant : ne touchez jamais un patient qui a une crise. Le trouble vous sera transmis. Quoi? Incroyable! Le patient qui a une crise a besoin de votre aide et doit recevoir les soins appropriés. Il est impossible de "l'attraper" en entrant en contact avec le patient, tout comme le diabète ou l'hypertension artérielle ne sont pas contagieux. L'épilepsie ne peut pas être transmise à d'autres en touchant le patient.

Mythe 22 : L'épilepsie ne peut pas être causée par un événement qui s'est produit longtemps avant même que la première crise ne se produise

L'épilepsie peut être causée par un événement qui s'est produit bien avant la première crise. Dans environ soixante-dix pour cent des cas, aucune cause connue ne peut être trouvée. Parmi les autres, il peut s'agir de l'une des nombreuses choses qui peuvent faire une différence dans le fonctionnement du cerveau. Par exemple, des blessures à la tête ou un manque d'oxygène pendant l'accouchement peuvent endommager le délicat système électrique du cerveau. D'autres causes peuvent inclure un accident vasculaire cérébral, des problèmes de développement du cerveau avant la naissance, des tumeurs cérébrales, des maladies génétiques (telles que la sclérose tubéreuse) et des infections comme la méningite ou l'encéphalite.

Les causes de l'épilepsie varient selon l'âge de la personne. Certaines personnes sans cause claire d'épilepsie peuvent avoir une cause génétique. Mais ce qui est vrai pour chaque âge, c'est que la cause est inconnue pour environ la moitié des personnes atteintes d'épilepsie.

Certaines personnes sans cause connue d'épilepsie peuvent avoir une forme génétique d'épilepsie. Un ou plusieurs gènes peuvent causer l'épilepsie, ou l'épilepsie peut être causée par la façon dont certains gènes fonctionnent dans le cerveau. La relation entre les gènes et les crises peut être très complexe et les tests génétiques ne sont pas encore disponibles pour de nombreuses formes d'épilepsie.

Environ trois personnes sur dix ont un changement dans la structure de leur cerveau qui provoque les orages électriques des crises. Certains jeunes enfants peuvent naître avec un changement structurel dans une zone du cerveau qui provoque des crises. Environ trois enfants sur dix atteints de troubles du spectre autistique peuvent également avoir des convulsions. La cause exacte et la relation ne sont toujours pas claires.

Les infections du cerveau sont également des causes fréquentes d'épilepsie. Les infections initiales sont traitées avec des médicaments, mais l'infection peut laisser des cicatrices sur le cerveau qui provoquent des crises plus tard.

Les personnes de tous âges peuvent avoir des traumatismes crâniens, bien que les traumatismes crâniens graves surviennent le plus souvent chez les jeunes adultes. À l'âge moyen, les accidents vasculaires cérébraux, les tumeurs et les blessures sont plus fréquents. Chez les personnes de plus de soixante-cinq ans, l'AVC est la cause la plus fréquente de nouvelles crises. D'autres conditions telles que la maladie d'Alzheimer ou d'autres conditions qui affectent la fonction cérébrale peuvent également provoquer des crises.

Certaines causes possibles de l'épilepsie chez les nouveau-nés sont les suivantes : malformations cérébrales, manque d'oxygène pendant la naissance, faibles niveaux de sucre dans le sang, calcium sanguin, magnésium sanguin ou autres problèmes d'électrolytes, erreurs innées du métabolisme, hémorragie intracrânienne et consommation de drogues par la mère.

Certaines causes possibles de l'épilepsie chez les nourrissons et les enfants sont les suivantes : fièvre (convulsions fébriles), tumeur au cerveau (rarement) et infections.

Certaines causes possibles de l'épilepsie chez les enfants et les adultes sont les suivantes : maladies congénitales (syndrome de Down ; syndrome d'Angelman ; sclérose tubéreuse et neurofibromatose), facteurs génétiques, maladie cérébrale progressive (rare) et traumatisme crânien (généralement dû à des accidents de voiture ou à un coup à la tête).).

Parmi les causes possibles de l'épilepsie chez les personnes âgées, mentionnons les accidents vasculaires cérébraux, la maladie d'Alzheimer et/ou les traumatismes.

Mythe 23 : Il est possible de prédire les crises si vous faites suffisamment d'efforts

Les personnes atteintes d'épilepsie ne reçoivent que parfois un avertissement avant une crise. C'est généralement quelques secondes avant qu'elle ne commence, mais la personne ne peut pas arrêter la crise une fois qu'elle a commencé. Certaines personnes éprouvent une sensation appelée aura avant le début d'une crise. Une aura est un sentiment ou une expérience qui peut avertir la personne qu'une crise plus grave est sur le point de commencer. L'aura est le début d'une simple crise partielle avant qu'elle ne se propage à d'autres zones du cerveau. Des exemples d'aura incluent un sentiment de peur ou de maladie ou une odeur ou un goût étrange.

Une préoccupation pour une personne atteinte d'épilepsie n'est pas seulement les crises qui sont vues, mais celles qui ne sont pas détectées. Cela est particulièrement vrai pour les crises qu'une personne peut avoir pendant son sommeil.

L'objectif du traitement de l'épilepsie est d'utiliser des médicaments et d'autres thérapies pour empêcher une personne de faire des crises aussi longtemps que possible, évitant ainsi les blessures, la noyade, les brûlures ou les crises prolongées. Cependant, il est possible qu'une personne pense que son épilepsie est contrôlée, mais elle peut quand même avoir des crises la nuit dont elle n'est pas consciente.

Une autre préoccupation concernant les crises est le risque de mort subite inattendue dans l'épilepsie (SUDEP). Cela se produit lorsqu'une personne décède subitement après une crise. Bien que les causes exactes soient inconnues, des changements dans la respiration (comme quelque chose qui étouffe la personne) ou les rythmes cardiaques peuvent être un facteur. En détectant les crises, les appareils pour l'épilepsie peuvent être en mesure de prévenir la MSIE.

Le port d'un bracelet Medic Alert est important pour les personnes épileptiques. Cela permet aux prestataires médicaux d'urgence d'identifier rapidement une personne épileptique et d'entrer en contact avec les contacts d'urgence. Un certain nombre de dispositifs d'alerte de crise sont disponibles. Ceux-ci vont des bracelets en métal traditionnels aux bracelets en silicone souple. Certaines personnes portent également des colliers de style dog-tag qui disent «épilepsie». Ces accessoires peuvent également diriger le personnel d'urgence vers une carte de portefeuille qui affiche la liste des médicaments chroniques de la personne.

Certaines entreprises, comme American Medical ID, graveront un numéro personnalisé et un site Web auquel un fournisseur de soins de santé pourra se rendre. Le site Web dispose d'un dossier médical de la personne portant le bracelet. Cela permet un accès rapide aux listes de médicaments et aux informations sur la santé pour aider une personne à recevoir des soins médicaux rapides.

Les dispositifs de matelas peuvent être placés sous le matelas d'une personne. S'ils subissent une crise, la secousse provoquera des vibrations qui déclencheront une alarme. Parmi les exemples de dispositifs de matelas disponibles, citons l'alarme de mouvement Medpage et le moniteur de sommeil Emfit MM. Ces moniteurs peuvent apporter la tranquillité d'esprit aux parents qui craignent que leur enfant ait une crise pendant son sommeil sans qu'ils le sachent.

Une autre option pour surveiller une personne pour les crises est un appareil photo. Ces appareils utilisent une caméra infrarouge à distance pour détecter les mouvements. Si une personne endormie a des mouvements inhabituels, comme des crises de tremblements, la caméra déclenchera une alarme. Un exemple de caméra d'alerte de saisie est le SAMi. Cet appareil enverra une notification au téléphone d'une personne et enregistrera une vidéo de la crise d'une personne. Cela peut aider les médecins à visualiser la crise et fournir plus d'informations sur le type et la nature de la crise.

Mythe 24 : La personne qui a la crise a mal pendant la crise

La personne qui a la crise est inconsciente et ne ressent donc rien pendant la crise. Lorsque la crise est terminée et que la personne se réveille, elle sera d'abord confuse quant à ce qui s'est passé et, à mesure qu'elle reprendra conscience, elle commencera à ressentir la douleur de toute blessure qu'elle aurait pu avoir pendant la crise.

Il n'est pas toujours nécessaire d'appeler une ambulance lorsqu'une personne a une crise. À moins que la crise dure plus de cinq minutes (à partir du début de la crise) ou qu'elle soit suivie d'une série de crises, il est rarement nécessaire d'appeler une ambulance à moins que la personne ne soit gravement blessée et ait besoin de soins médicaux ou d'une hospitalisation. Il existe des médicaments qui peuvent être utilisés pour arrêter les crises prolongées, mais dans l'ensemble, laissez la crise suivre son cours.

Si la crise de la personne dure plus de cinq minutes, elle s'appelle Status Epilepticus et peut entraîner la mort si elle n'est pas arrêtée. Dans ce cas, la personne doit être emmenée à l'hôpital où elle recevra une injection de médicament pour arrêter la crise.

Mythe 25 : L'épilepsie ne peut pas être contrôlée efficacement

L'épilepsie peut être contrôlée efficacement avec des médicaments anti-épileptiques et toutes les personnes atteintes d'épilepsie n'ont pas de crises fréquentes. Certaines personnes ont des crises fréquentes, parfois plus d'une fois par jour, tandis que d'autres sont plus contrôlées, ne les éprouvant qu'une fois par an. Certaines personnes ont une excellente gestion des crises et n'ont pas eu de crise depuis une décennie ou plus. Les médicaments contre l'épilepsie offrent un bon contrôle à la grande majorité des personnes qui les reçoivent. Il y en a cependant qui ne sont pas aidés par le traitement et qui souffrent d'épilepsie incurable. L'épilepsie affecte chacun différemment.

Il existe de nombreux médicaments différents utilisés pour traiter l'épilepsie, ces médicaments sont connus sous le nom de médicaments antiépileptiques. Le but du traitement médicamenteux est de contrôler les crises avec un minimum d'effets secondaires, de préférence avec un seul médicament. Le choix exact et la dose dépendent du type de crise, mais la plupart des patients sont susceptibles de commencer par le valproate de sodium ou la carbamazépine. D'autres médicaments qui peuvent être utilisés comprennent les nouveaux médicaments antiépileptiques, la lamotrigine et la gabapentine. L'ancien médicament phénytoïne a tendance à être réservé aux cas difficiles à traiter en raison de ses effets secondaires désagréables.

Les autres médicaments utilisés dans le traitement de l'épilepsie comprennent les tranquillisants et les antidépresseurs, soit pour aider à contrôler les symptômes primaires, soit pour soulager les effets secondaires du traitement. Certains types de thérapie complémentaire, comme les techniques de relaxation, le massage, le yoga et l'aromathérapie peuvent être utiles à cet égard.

L'épilepsie est principalement diagnostiquée par le médecin qui écoute attentivement une description de la façon dont la crise s'est produite, de préférence par quelqu'un qui l'a vue. Un EEG (électroencéphalogramme) de l'activité électrique dans le cerveau et un scanner cérébral, généralement par imagerie par résonance magnétique (IRM), fournissent des informations supplémentaires au neurologue ou à l'épileptologue pour diagnostiquer le type d'épilepsie et décider quels médicaments antiépileptiques seraient les meilleurs pour soigner le patient.

Un nombre croissant de personnes se font opérer de l'épilepsie. Cela est particulièrement vrai chez les personnes plus jeunes atteintes de crises partielles simples, originaires des lobes temporaux du cortex cérébral, qui ne répondent pas au traitement médicamenteux. Les IRM et autres tests aident à localiser la zone précise du cerveau affectée afin qu'elle puisse être retirée.

Il existe d'autres traitements utilisés pour traiter l'épilepsie si les médicaments ne fonctionnent pas assez bien pour vous, votre fournisseur de soins de santé peut vous conseiller d'autres types de traitement comme :

Stimulation du nerf vague (SNV) : ce traitement envoie de petites impulsions d'énergie au cerveau à partir de l'un des nerfs vagues. Il s'agit d'une paire de gros nerfs dans le cou. Si vous avez des crises partielles qui ne sont pas bien contrôlées par des médicaments, le VNS peut être une option. VNS se fait en plaçant chirurgicalement une petite batterie dans la paroi thoracique. De petits fils sont ensuite attachés à la batterie et placés sous la peau et autour de l'un des nerfs vagues. La batterie est ensuite programmée pour envoyer des impulsions d'énergie toutes les quelques minutes au cerveau. Lorsque vous sentez une crise arriver, vous pouvez activer les impulsions en tenant un petit aimant au-dessus de la batterie. Dans de nombreux cas, cela aidera à arrêter la crise. Le VNS peut avoir des effets secondaires tels qu'une voix rauque, des douleurs dans la gorge ou un changement de voix.

Chirurgie : Une intervention chirurgicale peut être pratiquée pour retirer la partie du cerveau où se produisent les crises. Ou la chirurgie aide à arrêter la propagation des mauvais courants électriques à travers le cerveau. La chirurgie peut être une option si vos crises sont difficiles à contrôler et commencent toujours dans une partie du cerveau qui n'affecte pas la parole, la mémoire ou la vision. La chirurgie des crises d'épilepsie est très complexe. Elle est réalisée par une équipe chirurgicale spécialisée. Vous pouvez être éveillé pendant la chirurgie. Le cerveau lui-même ne ressent pas la douleur. Si vous êtes éveillé et capable de suivre les commandes, les chirurgiens sont mieux en mesure de vérifier les zones de votre cerveau pendant la procédure. La chirurgie n'est pas une option pour tout le monde avec des crises.

Si vous souffrez d'épilepsie, vous pouvez gérer votre santé et vivre avec. Découvrir que vous souffrez d'épilepsie n'est pas la fin du monde. Il est possible de contrôler votre épilepsie avec l'aide de votre neurologue et de médicaments antiépileptiques. Assurez-vous simplement que vous : prenez vos médicaments antiépileptiques exactement comme indiqué (les heures auxquelles vous prenez vos médicaments sont également très importantes car vous devez maintenir les niveaux de médicaments dans votre circulation sanguine au même niveau tout le temps), assurez-vous de dormir suffisamment (le manque de sommeil peut souvent déclencher une crise), évitez tout ce qui peut déclencher une crise (différentes personnes ont des déclencheurs différents, vous devrez donc déterminer quels sont vos déclencheurs et les éviter), faites des tests comme souvent au besoin (si votre neurologue prend rendez-vous pour certains tests, allez-y car votre neurologue aura ses raisons de demander que le test soit effectué), assurez-vous de consulter régulièrement votre fournisseur de soins de santé et votre neurologue (cela vous donnera également une certaine tranquillité d'esprit).

Il est important d'appeler votre fournisseur de soins de santé si vos symptômes s'aggravent et que vous avez des crises plus fréquemment qu'avant ou si vous avez des effets secondaires du médicament. La plupart des personnes qui commencent à prendre des médicaments antiépileptiques pour la première fois peuvent avoir de petits effets secondaires, mais si ceux-ci interfèrent avec votre vie quotidienne, vous devrez parler à votre neurologue pour essayer un autre type de médicament.

Une crise survient lorsqu'une ou plusieurs parties du cerveau reçoivent une rafale de signaux électriques anormaux qui interrompent les signaux normaux. Il existe plusieurs types de convulsions. Chacun peut provoquer différents types de symptômes. Ceux-ci vont de légers mouvements du corps à la perte de conscience et aux convulsions. L'épilepsie survient lorsque vous avez deux crises ou plus sans cause connue. L'épilepsie est traitée avec des médicaments. Dans certains cas, il peut être traité par VNS ou par chirurgie. Il est important d'éviter tout ce qui déclenche des crises. Cela inclut le manque de sommeil.

Mythe 26 : Une personne atteinte d'épilepsie stigmatise la famille et doit donc être dissimulée

La stigmatisation concerne à la fois la personne atteinte d'épilepsie et les membres de sa famille pour plusieurs raisons.

Premièrement, plusieurs études ont démontré que la stigmatisation liée à la maladie avait des effets puissants sur le statut économique, le bien-être psychologique, les interactions sociales et la santé globale, encore plus importants que les effets de la maladie elle-même.

Deuxièmement, la stigmatisation peut interférer avec l'accès rapide aux soins de santé, le diagnostic précoce, le traitement et l'adhésion au traitement et aux recommandations de mode de vie parce que la personne et/ou sa famille et ses amis ne veulent pas que les autres sachent qu'elle est épileptique ou qu'un membre de la famille souffre d'épilepsie. Une étude en Grande-Bretagne comparant l'épilepsie chez les personnes d'origine indienne à la population autochtone a montré que moins de personnes d'origine indienne avaient accès à des soins médicaux en raison d'une plus grande contrainte à dissimuler l'épilepsie; de nombreux répondants ont plutôt eu recours à des thérapies alternatives, en particulier lorsque les crises n'ont pas répondu au traitement médical moderne.

Troisièmement, la stigmatisation est liée à un large éventail de conséquences psychosociales, y compris une perte d'estime de soi, un retrait social et un isolement, influençant souvent les autres au sein du réseau social. Dans le sud de l'Inde, par exemple, les parents d'enfants épileptiques avaient tendance à s'isoler des autres dans leur réseau social.

Quatrièmement, la stigmatisation a le potentiel d'influencer la prestation de soins aux personnes atteintes d'épilepsie. Les perceptions négatives de l'épilepsie parmi les professionnels de la santé et la discrimination structurelle résultant de la stigmatisation peuvent nuire à l'utilisation des services, en particulier lorsque les ressources pour le traitement, la réadaptation et la recherche sont rares.

Une personne qui a reçu un diagnostic d'épilepsie peut éprouver une gamme d'émotions telles que la colère, la frustration et la dépression.

L'inquiétude pour l'avenir et les réponses négatives des amis et de la famille peuvent laisser une personne se sentir vulnérable et seule. Vivre avec l'épilepsie peut entraîner des défis personnels, mais cela ne doit pas nécessairement entraîner une incapacité à vivre une vie enrichissante et bien remplie.

L'épilepsie est l'un des troubles neurologiques graves les plus répandus dans le monde. Plus de cinquante millions de personnes dans le monde vivent avec l'épilepsie, et quatre-vingts pour cent vivent dans des pays en difficulté économique et en développement. Les taux de prévalence estimés de l'épilepsie suggèrent qu'entre six et dix millions de personnes vivent avec l'épilepsie en Inde. La prise en charge médicale et chirurgicale de l'épilepsie a considérablement progressé ces dernières années. La rémission des crises est possible chez 70 % des patients avec un traitement approprié et opportun. L'avènement d'outils de diagnostic avancés tels que l'EEG vidéo, l'imagerie par résonance magnétique et d'autres investigations supplémentaires ont permis d'identifier des syndromes épileptiques spécifiques qui répondent le mieux à la chirurgie.

Malgré ces avancées scientifiques, il y a eu peu de progrès perceptibles dans la réhabilitation des personnes atteintes d'épilepsie, confirmant la controverse selon laquelle l'épilepsie existe dans deux mondes parallèles - l'un des avancées scientifiques dans la prise en charge de l'épilepsie où d'énormes progrès ont été observés et l'autre, un monde plus sombre de superstitions et de préjugés qui reste assez résistant aux nombreuses initiatives en faveur des personnes épileptiques. Quel que soit le type d'épilepsie, cette condition continue d'avoir des impacts étendus sur de multiples domaines de la vie d'un individu. Par exemple, une crise qui ne dure que quelques secondes peut entraîner la perte totale des privilèges de conduite, car la loi indienne refuse toujours les permis aux personnes atteintes d'épilepsie. L'épilepsie peut influencer l'indépendance économique par la perte de productivité, d'emploi ou de sous-emploi en raison de restrictions à l'éducation. De plus, les personnes atteintes d'épilepsie doivent faire face aux effets secondaires des médicaments et aux restrictions de style de vie nécessaires pour gérer leur état. De plus, les personnes atteintes d'épilepsie sont doublement vulnérables en raison de la stigmatisation omniprésente qui entoure la maladie dans la plupart des sociétés. Des recherches menées aux États-Unis, en Iran, en Éthiopie, en Zambie, au Vietnam et en Chine ainsi que dans plusieurs pays d'Europe et du Moyen-Orient ont montré que la stigmatisation liée à l'épilepsie est une préoccupation majeure dans le monde. Les médecins, bien qu'ils soient souvent minutieux dans leur diagnostic et leur traitement, échouent souvent à s'attaquer à la stigmatisation et au fardeau psychosocial qui en résulte qui accompagnent des conditions comme l'épilepsie.

Se concentrant principalement sur les populations européennes et nord-américaines, les travaux de chercheurs tels que Scambler, Hopkins et Conrad se sont penchés sur les expériences vécues des personnes atteintes d'épilepsie et ont abouti à une meilleure compréhension de la stigmatisation, particulière à l'épilepsie. Deux concepts clés qui ont émergé de Scambler et Hopkins distinguaient la stigmatisation « actée » et « ressentie ». La stigmatisation effective fait référence à des actes ou à des cas de discrimination à l'encontre de personnes atteintes d'épilepsie en raison de leur inacceptabilité ou de leur infériorité perçue. Cela pourrait inclure une discrimination manifeste sur le lieu de travail ou dans un établissement d'enseignement, la négligence, l'hostilité, les abus ou ce que les répondants ont qualifié de discrimination «juste et légitime», comme l'interdiction de conduire ou d'utiliser de la machinerie lourde. La « stigmatisation ressentie » fait référence à l'anticipation ou à la peur de la stigmatisation ou des réactions négatives à l'admission de l'épilepsie, qui englobe également des sentiments de « différence » et de honte. La stigmatisation ressentie n'a pas besoin d'être basée sur des expériences personnelles de stigmatisation actée, mais est souvent construite sur des réponses sociales perçues à l'épilepsie, et est aussi débilitante que la stigmatisation actée elle-même.

L'unité familiale est une composante nécessaire à la compréhension des processus de stigmatisation. Schneider et Conrad ont suggéré que les parents peuvent en fait (consciemment ou inconsciemment) inculquer la stigmatisation à leurs enfants par leurs perceptions, attitudes et actions. Cette idée particulière est pertinente pour les médecins travaillant avec des personnes atteintes d'épilepsie en Inde, car la décision de se faire soigner est souvent prise dans un cadre familial et l'interaction patient-médecin passe également par les membres de la famille.

La stigmatisation doit être comprise en relation avec le fonctionnement psychologique de routine (les tendances à catégoriser), les processus sociaux et les groupements ainsi que les variables structurelles au sein des sociétés, telles que le pouvoir social, les rôles de genre et la justice sociale. Les professionnels de la santé travaillant avec des personnes atteintes d'épilepsie en Inde ne peuvent pas traiter la maladie dans le vide. Le professionnel de la santé doit avoir une bonne compréhension du fonctionnement et des ressources psychologiques individuels, de la dynamique familiale, du pouvoir du ménage et des rôles de genre, en plus des perceptions sociales et culturelles plus larges de la maladie.

La stigmatisation liée à l'épilepsie se manifeste chez les personnes vivant avec cette condition en Inde, aux niveaux individuel, familial, social et structurel. Les multiples niveaux auxquels la stigmatisation peut être ressentie contribuent au « fardeau » de l'épilepsie d'une manière qui ne peut pas nécessairement être quantifiée à l'aide de mesures traditionnelles telles que les mesures de mortalité et de morbidité. Au niveau individuel, la stigmatisation peut se manifester sous la forme d'une baisse de confiance en soi, d'un repli sur soi, d'un isolement auto-imposé, de pertes financières et de tendances à intérioriser la honte ainsi que de perceptions négatives de soi et de l'épilepsie, qui ont toutes de nombreuses répercussions. -des effets négatifs sur pratiquement tous les aspects de la vie d'un individu. Au niveau des unités sociales plus larges, la stigmatisation se manifeste d'innombrables façons. Par exemple, la stigmatisation liée à l'épilepsie a le potentiel d'influencer des variables sociales telles que l'intégration sociale, l'étendue de l'interaction avec les réseaux sociaux et les activités des groupes de pairs. Un jeune enfant atteint d'épilepsie peut se voir refuser un accès continu à l'éducation parce que les attitudes sociales dans les établissements d'enseignement sont préjudiciables et discriminatoires. Dans un pays où la majorité des mariages restent arrangés, les familles de personnes atteintes d'épilepsie peuvent être confrontées à la stigmatisation lorsqu'elles tentent d'arranger des mariages. Les employeurs peuvent refuser l'embauche d'employés potentiels atteints d'épilepsie ou refuser l'avancement aux employés existants atteints d'épilepsie.

La stigmatisation structurelle peut être perçue dans les politiques des institutions privées et publiques, qui discriminent systématiquement ou restreignent les opportunités offertes aux groupes stigmatisés. L'une des plus importantes de ces institutions étatiques est la loi; la loi peut être une force puissante pour lutter contre le fonctionnement de la stigmatisation dans la société et pour structurer la résistance individuelle à la stigmatisation. De même, il peut jouer de nombreux rôles dans l'affirmation ou la mise en œuvre de la stigmatisation. Les gens ont étudié les lois des États aux États-Unis pour illustrer la discrimination structurelle systématique liée à la maladie mentale. L'histoire juridique indienne fournit des preuves cohérentes de la stigmatisation structurelle contre les personnes atteintes d'épilepsie malgré les déclarations dans les publications de l'Organisation mondiale de la santé selon lesquelles les constructions juridiques de l'épilepsie en Inde avaient évolué. Par exemple, la loi sur le mariage hindou de 1955 et la loi spéciale sur le mariage de 1954 ont toutes deux rendu un mariage nul si un partenaire était soumis à des "attaques récurrentes de folie et d'épilepsie". Plusieurs années de lutte juridique par l'Indian Epilepsy Association ont abouti à la suppression de l'épilepsie comme critère d'annulation presque à la fin du XXe siècle. Un bref aperçu des archives judiciaires du XXe siècle révèle que cette disposition particulière a été largement utilisée pour discriminer les femmes atteintes d'épilepsie, en particulier. Même après que les lois sur le mariage ont rattrapé les progrès médicaux et la compréhension de l'épilepsie, cela reste une question litigieuse devant les tribunaux de la famille à travers l'Inde. La pratique malheureuse mais courante de la dissimulation de l'épilepsie aux conjoints est souvent interprétée comme une fraude et une cruauté, et la condition est toujours présentée comme une fausse preuve que les personnes atteintes d'épilepsie sont incapables de maintenir une vie conjugale. Des données récentes provenant des États-Unis ont montré que les saisies représentaient moins souvent les accidents de voiture mortels (0,2 %) que la conduite en état d'ébriété (31 %). Contrairement aux États-Unis et à plusieurs autres pays, la Motor Vehicles Act en Inde n'autorise pas la délivrance d'un permis de conduire un véhicule à moteur si le demandeur souffre d'épilepsie. Malgré la pétition adressée au gouvernement indien par des groupes d'intérêts pour autoriser légalement les personnes atteintes d'épilepsie à conduire, il y a eu peu de progrès sur ce front. En outre, la couverture d'assurance pour les personnes atteintes d'épilepsie en Inde est émise à des tarifs désavantageux, et les personnes atteintes d'épilepsie se voient refuser des prestations en cas d'accidents/décès dus à l'épilepsie.

L'absence de structures juridiques appropriées qui restreignent ou atténuent les comportements discriminatoires à l'encontre des personnes atteintes d'épilepsie est également évidente dans la stigmatisation structurelle de l'épilepsie en Inde. Alors que les lois sur le handicap en Amérique du Nord et au Royaume-Uni garantissent que les employeurs peuvent s'assurer que les employés atteints d'épilepsie ne sont pas confrontés à la discrimination sur le lieu de travail de la part d'autres employés ou concernant l'accès à certaines professions, il n'existe à ce jour aucune disposition légale équivalente en Inde. Par conséquent, l'épilepsie en Inde peut toujours être un motif potentiel de refus d'accès à l'emploi si les employeurs, par exemple, découvrent l'épilepsie d'un employé ou d'un employé potentiel et estiment qu'ils sont inemployables en raison de leur santé, car l'employeur est dans son droit légal de le faire. . La loi indienne, dans son état actuel, peut perpétuer la stigmatisation en encourageant les personnes atteintes d'épilepsie à continuer à dissimuler et à garder le secret autour de leur état, plutôt que de leur donner l'espace pour la divulgation, l'acceptation, la protection et l'activisme. La stigmatisation structurelle est également évidente par l'absence de constructions juridiques précises et flexibles de l'épilepsie, qui reflètent les connaissances médicales actuelles sur la maladie. Le manque d'espaces publics accordés à l'épilepsie est une preuve supplémentaire de la profonde stigmatisation structurelle sous-jacente autour de l'épilepsie en Inde. Par exemple, il n'y a pas de programmes de sensibilisation au niveau national pour promouvoir des perceptions précises de l'épilepsie en Inde, et l'épilepsie est systématiquement ignorée dans les politiques nationales de santé publique, malgré les millions de personnes qui vivent avec la maladie et sont confrontées à divers défis ultérieurs.

La mesure ou l'évaluation de la stigmatisation est une entreprise difficile, car elle exige des outils adaptés à la culture mais universellement applicables. Les instruments qui permettent la quantification comprennent les questionnaires (notamment les connaissances, les attitudes et les pratiques rapportées) qui obtiennent des informations sur l'ensemble existant de croyances et de perceptions autour d'un état de santé particulier. L'un des instruments couramment utilisés est un outil de dépistage en trois questions. Ces déclarations sont « Je sens que certaines personnes ne sont pas à l'aise avec moi », « Je sens que certaines personnes me traitent comme une personne inférieure » et « Je pense que certaines personnes préféreraient m'éviter ». Ceci a été développé à l'origine pour les accidents vasculaires cérébraux et a ensuite été adapté pour être utilisé dans l'épilepsie. Certains chercheurs ont utilisé des instruments plus élaborés avec dix questions ou plus. Les échelles permettent également aux chercheurs de calculer l'étendue de la stigmatisation et ses changements. Par exemple, des travaux aux États-Unis, en Allemagne de l'Ouest, en Grande-Bretagne et en Italie ont tous illustré comment les perceptions négatives du public sur l'épilepsie et les personnes atteintes d'épilepsie ont progressivement changé au cours du XXe siècle. Cependant, les approches quantitatives ont leurs limites, auxquelles il est possible de répondre en utilisant une combinaison d'outils quantitatifs et qualitatifs, qui présentent d'autres avantages. Les méthodes qualitatives comprennent des entretiens avec des informateurs, des discussions de groupe et l'observation des participants, qui permettent toutes aux enquêteurs une compréhension plus détaillée du fonctionnement de la stigmatisation et des préjugés.

La mesure de la stigmatisation permet également aux chercheurs d'identifier les causes possibles qui influencent la stigmatisation. Une brève revue de la littérature suggère qu'il existe une variation significative dans les facteurs associés à la stigmatisation. Par exemple, certaines études rapportent un lien entre la durée de la période de rémission des crises et les niveaux de stigmatisation. Une étude européenne sur les causes de la stigmatisation a rapporté que la fréquence des crises était positivement liée à la stigmatisation dans la plupart des pays de cette étude. Néanmoins, d'autres chercheurs ont rapporté au contraire que la stigmatisation ou la qualité de vie (QOL) ne sont pas nécessairement liées à la fréquence des crises. D'autres facteurs tels que le sexe (Belgique, Portugal, Royaume-Uni), l'âge d'apparition précoce (France, Allemagne, Italie, Espagne et Royaume-Uni), une durée plus courte de l'épilepsie (Pays-Bas, Pologne et Turquie) et une connaissance limitée de l'épilepsie (Allemagne, Italie , Pays-Bas, Pologne, Portugal et Turquie) étaient significativement associés à une forte stigmatisation. Les personnes hors mariage (jamais mariées, divorcées/séparées ou veuves) percevaient une stigmatisation plus élevée que les autres. D'autres variables indiquant une stigmatisation plus élevée sont socioéconomiques, démographiques et biomédicales. Une stigmatisation ressentie plus élevée était liée au chômage, à des revenus limités, à un mauvais contrôle des crises, à une plus grande interférence des crises avec les activités quotidiennes, à des niveaux de confiance plus faibles dans la gestion de l'épilepsie, à des résultats plus négatifs avec des crises et à une satisfaction plus faible des patients.

Malgré l'augmentation des travaux sur l'évaluation de la stigmatisation liée à l'épilepsie dans le monde développé, il existe un petit nombre de recherches systématiques similaires sur la stigmatisation liée à l'épilepsie dans une grande partie du monde en développement, et certainement en Asie du Sud. Des recherches ont été menées sur la stigmatisation liée à l'épilepsie dans des États tels que le Kerala et le Karnataka. L'ensemble des travaux existants utilisait des approches hospitalières et basées sur la population impliquant des questionnaires. À Mangalore, il a été constaté que la stigmatisation était liée à l'âge et à l'éducation du répondant, bien qu'elle ne soit pas liée au sexe et au statut professionnel. Cependant, les différentes racines, manifestations et déterminants de la stigmatisation liée à l'épilepsie en Inde doivent encore être étudiés de manière approfondie.

L'une des réponses individuelles et familiales les plus courantes à la stigmatisation est la dissimulation ou la dissimulation partielle. Dans le cas de l'épilepsie, cela signifie qu'ils dissimulent autant que possible tous les signes tangibles de la maladie, tels que les médicaments ou les crises elles-mêmes. Les personnes atteintes d'épilepsie évitent ou tentent de limiter la stigmatisation en gérant l'information selon deux processus : soit la dissimulation générale, soit la divulgation sélective. Cependant, la dissimulation en tant que stratégie de gestion de la stigmatisation a ses inconvénients et est connue pour contribuer à accroître les attentes de rejet et de stigmatisation, entraînant souvent un cercle vicieux de secret, de retrait, d'isolement et de comportements socialement inadaptés.

Ces dernières années, l'Organisation mondiale de la santé, le Bureau international de l'épilepsie et la Ligue internationale contre l'épilepsie ont lancé une campagne mondiale contre l'épilepsie appelée "Out of the Shadows". L'un des principaux thèmes de cette initiative était de réduire la stigmatisation autour de cette condition, et des programmes comprenant des projets de démonstration en Chine, au Brésil et dans d'autres pays ont tenté d'améliorer la stigmatisation. Le projet de démonstration en Chine avait identifié un manque de connaissances persistant et considérable dans la Chine rurale concernant presque tous les aspects de l'épilepsie. Ici, les gens se tournent autant vers les praticiens traditionnels chinois que vers les praticiens des médecines modernes. Les chercheurs chinois suggèrent également que des programmes d'éducation communautaires efficaces sur l'épilepsie doivent inclure la formation et l'éducation conjointes des praticiens de la médecine traditionnelle et moderne. L'enquête brésilienne a adopté une approche à plusieurs volets de la stigmatisation et une éducation et une formation ont été dispensées aux professionnels de la santé et aux enseignants. De plus, le projet a proposé un outil d'évaluation de la stigmatisation, qui a révélé à quel point la stigmatisation était variée, dynamique et dépendante de facteurs sociaux, linguistiques et culturels. Des projets similaires à l'échelle tentés en Chine et au Brésil n'ont cependant pas encore été entrepris en Inde.

Malheureusement, la stigmatisation des personnes atteintes d'épilepsie et de leurs familles continue d'être largement répandue. Tous les efforts doivent être faits pour éliminer cette stigmatisation par l'éducation et la sensibilisation.

Mythe 27 : pratiquer la respiration artificielle sur une personne qui fait une crise

Toute personne qui a une crise, qu'elle ait reçu un diagnostic d'épilepsie ou non, n'aura pas besoin de respiration artificielle. On m'a donné la respiration artificielle pendant une crise tonico-clonique et ma poitrine était très douloureuse pendant des jours après.

Si quelqu'un commence à avoir une crise et que vous êtes à proximité et en mesure de l'aider, essayez de rester calme et d'empêcher la personne de se blesser. Si quelqu'un a une crise convulsive (tonico-clonique ou grand mal), placez quelque chose de doux sous sa tête, desserrez tout ce qui est serré autour du cou, écartez les objets et roulez doucement la personne sur le côté (la position de récupération) . Ne retenez jamais personne pendant une crise. Si quelqu'un a une crise qui implique un état d'étourdissement et/ou des mouvements sans but (partiel complexe), restez avec la personne, écartez les objets de son chemin et éloignez-la du danger. Ensuite, parlez doucement pour réconforter et rassurer la personne. La personne se réveillera à nouveau, laissez-lui juste le temps. Avoir une crise, en particulier tonico-clonique, rend votre corps très douloureux et fatigué.

À moins que la crise ne dure plus de cinq minutes ou ne soit suivie d'une série de crises, il est rarement nécessaire d'appeler une ambulance. Il existe des médicaments qui peuvent être utilisés pour arrêter les crises prolongées, mais dans l'ensemble, laissez la crise suivre son cours.

Les crises ne sont le plus souvent pas des urgences médicales et une ambulance n'est pas toujours nécessaire. Vous devez cependant appeler le 911 ou les services d'urgence si : une crise dure cinq minutes ou plus ou se répète l'une après l'autre sans que la personne ne reprenne conscience entre-temps ; c'est la première saisie de la personne; la personne est blessée pendant la crise (chute ou brûlure); la crise se produit dans l'eau; ou la personne est enceinte ou souffre de diabète.

Les convulsions ne provoquent généralement pas d'interruption de la respiration pendant de longues périodes. La personne aura une respiration superficielle et parfois retardée, mais la réanimation artificielle n'est pas nécessaire dans la plupart des cas. Il est important de chronométrer la crise.

Toute crise qui dure plus de cinq minutes ou lorsque la personne « devient bleue » peut nécessiter une intervention médicale. Soyez prêt à demander de l'aide, mais ce n'est généralement pas nécessaire.

Les premiers soins corrects en cas de crise sont simples : restez. Sûr. Côté. RESTEZ avec la personne et commencez à chronométrer la crise. Gardez la personne en SÉCURITÉ. Tournez la personne sur le CÔTÉ si elle n'est pas éveillée et consciente. Ne mettez rien dans leur bouche. NE PAS retenir la personne. Restez avec eux jusqu'à ce qu'ils soient réveillés et alertes après la crise. Appelez le 911 ou les services d'urgence si la crise dure plus de cinq minutes; s'ils ont des crises répétées; s'ils ont de la difficulté à respirer; si la crise survient dans l'eau; si la personne est blessée, enceinte ou malade ; si la personne ne revient pas à son état habituel, si c'est la première fois qu'elle fait une crise; ou si la personne demande une aide médicale.

Généralement, une crise doit être considérée comme une urgence si : les crises ne s'arrêtent pas en quelques minutes, une confusion prolongée persiste après la crise (habituellement plus de dix à quinze minutes), si la personne ne réagit pas après une crise, si la personne a des difficultés à respirer, si la personne est blessée pendant la crise, si la crise est une première crise ou s'il y a un changement significatif dans le type ou le caractère de la crise par rapport au schéma habituel de crise de cette personne.

De nombreuses personnes ont des crises pour des raisons inconnues. D'autres personnes ont des convulsions dues à une affection qui affecte le fonctionnement normal du cerveau. Ceux-ci peuvent inclure une tumeur au cerveau, des infections, de la fièvre, des blessures à la naissance, des blessures ou des traumatismes.

D'autres problèmes qui pourraient affecter le fonctionnement du cerveau et entraîner des convulsions comprennent les drogues ou les médicaments, l'alcool, l'hypoglycémie ou d'autres anomalies chimiques. Des lumières qui clignotent rapidement, un stress élevé ou un manque de sommeil peuvent provoquer des convulsions chez certaines personnes. Les crises chez les enfants sont une catégorie spéciale de crises qui sont traitées un peu différemment.

Les crises généralisées (tonico-cloniques) courantes commencent souvent lorsque la personne crie ou émet un son. Cela peut être suivi de plusieurs secondes de raideur anormale, évoluant vers des secousses rythmiques anormales des bras et des jambes. Les yeux sont généralement ouverts, mais la personne n'est pas réactive ou alerte. La personne peut sembler ne pas respirer. Cependant, ils respirent généralement de manière adéquate pendant la brève durée de la crise. La personne respire souvent profondément pendant un certain temps après un épisode. Il ou elle reviendra progressivement à la conscience sur plusieurs minutes. L'incontinence, ou la perte d'urine, est fréquente. Souvent, les gens seront combatifs brièvement après une crise (une crise qui implique tout le cerveau) parce qu'ils doivent se souvenir de ce qui s'est passé et se rendre compte qu'ils ont eu une crise.

De nombreux autres types de crises existent, y compris des mouvements anormaux isolés d'un seul membre, des périodes de regard fixe ou un raidissement anormal sans secousses rythmiques. Un médecin doit évaluer toute crise douteuse.

Tous les tests de diagnostic suivants ne sont pas nécessaires pour chaque type de crise, et beaucoup ne sont pas nécessaires lors de la première évaluation au service des urgences. Certains peuvent être organisés avec un médecin de soins primaires plus tard en ambulatoire.

L'évaluation et les traitements nécessaires peuvent inclure ces procédures : tests sanguins, imagerie (scanner crânien ou IRM), ponction lombaire, EEG (électroencéphalogramme ou tracé d'ondes cérébrales), médicaments pour arrêter ou prévenir les crises.

Le traitement d'urgence implique généralement des médicaments IV (ou oraux chez certaines personnes) tels que le lorazépam ; d'autres médicaments peuvent également être utilisés avec ce type de médicament (phénytoïne ou fosphénytoïne). Le traitement doit commencer rapidement, car des crises continuelles d'une durée de vingt à trente minutes peuvent entraîner des lésions cérébrales. Une fois les crises contrôlées, les tests seront effectués par un neurologue pour trouver la cause sous-jacente. Les médicaments supplémentaires dépendent des causes sous-jacentes et des recommandations d'un neurologue.

Les soins à domicile sont appropriés lorsqu'une personne est connue pour avoir des convulsions, si la crise est brève et si la personne se rétablit sans incident. Habituellement, le patient est traité par un neurologue et ce médecin peut devoir être informé. Les saisies sont souvent des préoccupations persistantes. Il est important de respecter tous les rendez-vous ou tests de suivi. La plupart des patients sont référés à un neurologue pour un suivi.

Jusqu'à ce que les crises soient bien maîtrisées, il est important d'éviter de conduire ou de se livrer à toute autre activité potentiellement dangereuse qui pourrait vous blesser ou blesser d'autres personnes si une crise survenait soudainement. De nombreux États exigent la déclaration obligatoire des saisies aux bureaux des permis de conduire des États et à d'autres organismes de réglementation.

De nombreux patients qui prennent des anticonvulsivants s'en sortent très bien et décident à un moment donné d'arrêter de prendre leurs médicaments antiépileptiques. Cette décision peut être dangereuse pour eux-mêmes et pour les autres. Les patients ne doivent pas interrompre les médicaments à moins d'être avisés de le faire par leur médecin.

Pour de nombreuses personnes souffrant de crises récurrentes, l'une des clés de la prévention consiste à prendre régulièrement des médicaments prescrits. Le fait de ne pas prendre les médicaments antiépileptiques prescrits est une cause fréquente de crises récurrentes. Certaines conditions médicales ou interactions avec d'autres médicaments peuvent entraîner une défaillance temporaire du médicament antiépileptique, même s'il est pris correctement. Si la cause de la crise est découverte, il est important de traiter cette condition et de s'attaquer à la cause de la crise.

Les perspectives d'une personne ayant des crises dépendent généralement de la cause de la crise. Une enquête par un médecin est généralement nécessaire pour découvrir la cause ou au moins exclure certaines causes. La plupart des crises liées à des médicaments, à des drogues ou à un traumatisme crânien mineur, par exemple, se résolvent sans traitement spécifique et n'indiquent pas un trouble convulsif ou une épilepsie en cours. La plupart des autres troubles épileptiques peuvent être gérés efficacement avec des médicaments appropriés administrés sous la direction de votre médecin ou d'un spécialiste connu sous le nom de neurologue. Certains troubles épileptiques sont difficiles à contrôler malgré les médicaments et autres thérapies. Cette situation est rare. Une sous-classe de crises est connue sous le nom de crises non épileptiques ou pseudocrises. Ce ne sont pas vraiment des crises d'épilepsie, mais plutôt une condition dans laquelle une personne a des crises d'apparence réaliste en raison d'un stress sous-jacent ou d'un trouble psychologique. Le pronostic de ceux-ci est très bon et est entièrement lié à la résolution du trouble sous-jacent de la personne avec des conseils, et non des médicaments anti-épileptiques. Cette possibilité doit être envisagée lorsqu'aucune cause de crise ne peut être identifiée, ou si les crises ne peuvent être vérifiées malgré une évaluation appropriée, ou si les crises résistent aux traitements médicaux appropriés.

Mythe 28 : Si quelqu'un dans la famille souffre d'épilepsie, les enfants le seront aussi

Certains types d'épilepsie sont associés à des facteurs génétiques. Cependant, la plupart des personnes atteintes d'épilepsie n'ont généralement pas d'antécédents familiaux de la maladie.

Le concept de l'épilepsie génétique est que l'épilepsie est le résultat direct d'un défaut génétique connu ou présumé dans lequel les crises sont le principal symptôme de la maladie. Le défaut génétique peut survenir au niveau chromosomique ou moléculaire. Il est important de souligner que « génétique » ne signifie pas la même chose que « héréditaire », car les nouvelles mutations ne sont pas rares. Avoir une étiologie génétique n'exclut pas une contribution environnementale à l'épilepsie.

Il existe de nombreuses façons dont les facteurs génétiques peuvent contribuer au développement de l'épilepsie. Certains facteurs génétiques peuvent ne pas avoir été hérités et ne pas être transmissibles à la progéniture.

Une anomalie génétique héritée d'un parent à la conception est donc présente chez le parent de l'individu. Cela peut être dans toutes les cellules parentales, ou seulement dans un pourcentage, et donc seulement dans un pourcentage de leurs ovules/spermatozoïdes. Chaque gène existe avec deux copies. Certaines conditions héréditaires nécessitent qu'une seule copie du gène soit anormale (appelée autosomique dominante), d'autres conditions héréditaires exigent que les deux copies du gène soient anormales pour que la condition se produise (appelée autosomique récessive). Les anomalies génétiques acquises comprennent : de novo, sporadique, mosaïcisme, germinal et somatique.

Une anomalie génétique qui se produit comme un nouvel événement (également connu sous le nom d'événement « de novo » ou « apparition sporadique ») lors de la division cellulaire chez un individu après sa conception. L'anomalie génétique n'est donc pas héritée des parents de l'individu. Le stade de l'embryogenèse, ou plus tard dans la vie, lorsque l'anomalie génétique se produit, détermine dans quels tissus de l'individu mature et dans quel pourcentage de cellules de ces tissus, l'anomalie génétique sera trouvée. Le mosaïcisme est le terme utilisé lorsque l'anomalie génétique ne se trouve que dans un pourcentage des cellules de l'individu, et pas dans toutes. Que l'individu affecté par le mosaïcisme ait ou non un problème de santé dépend des tissus affectés et de leur degré (quel est le pourcentage de cellules présentant l'anomalie génétique). L'anomalie est considérée comme une anomalie génétique acquise de la lignée germinale si elle est présente dans le tissu gonadique de l'individu (tissu ovule/spermatozoïde) car elle peut ensuite être transmise à la progéniture. S'il est présent dans les tissus de l'individu (tels que le cerveau) mais pas dans les tissus gonadiques (pas dans les tissus de l'ovule/du sperme), il est alors considéré comme une anomalie génétique somatique acquise. Dans ce cas, il ne peut pas être transmis à la descendance de l'individu.

Certaines épilepsies sont causées, non par des anomalies d'un seul gène, mais par l'effet final additionné d'anomalies/variations de gènes multiples (« polygénique »), augmentant la susceptibilité aux crises. Individuellement, ces anomalies/variations génétiques ne sont pas suffisantes pour provoquer un problème de santé, mais leur effet cumulé peut augmenter la susceptibilité aux crises. Certaines personnes ayant des étiologies polygéniques auront des crises spontanées, d'autres auront des crises uniquement avec des déclencheurs environnementaux supplémentaires présents, tels qu'une augmentation de la température, une maladie virale, l'ingestion d'alcool ou la privation de sommeil. Lorsque des facteurs polygéniques et environnementaux sont nécessaires pour provoquer des crises, on parle d'étiologie génétique «complexe» de l'épilepsie. Les épilepsies polygéniques et génétiques complexes surviennent à une fréquence plus élevée dans les familles des personnes atteintes, mais leur mode de transmission n'est pas aussi facile à prédire que pour les anomalies monogéniques. La recherche de ces causes génétiques, ou leur test chez des patients individuels, est difficile pour la même raison - l'épilepsie est due à la somme combinée des effets de nombreux gènes et facteurs environnementaux.

Les enfants de parents atteints de certaines formes d'épilepsie courent un risque plus élevé de la développer, mais le risque est très faible. C'est parce qu'un problème de gène unique provoque rarement l'épilepsie ; il s'agit généralement d'une combinaison de plusieurs défauts génétiques.

Mythe 29 : Les personnes atteintes d'épilepsie peuvent blesser les autres pendant une crise

Vous ne pouvez pas dire ce qu'une personne pourrait faire pendant une crise. Les crises prennent généralement une forme caractéristique et l'individu fera à peu près la même chose à chaque épisode. Le comportement peut être inapproprié pour le moment et l'endroit, mais il est peu probable qu'il cause du tort à qui que ce soit.

Vous ne pouvez rien faire pour arrêter une crise une fois qu'elle a commencé, mais vous pouvez aider à empêcher la personne qui a la crise de se faire du mal pendant la crise. Certaines crises sont plus dangereuses que d'autres, mais il est peu probable qu'elles soient une urgence. Essayez simplement de garder la personne en sécurité et à l'aise et roulez-la doucement sur le côté, dans la position de récupération jusqu'à ce que la crise soit terminée et que la personne soit consciente.

Le type de crise que la plupart des gens reconnaissent est la crise tonico-clonique ou, anciennement connue sous le nom de crise de grand mal, où la personne qui a la crise devient rigide et a des mouvements saccadés. C'est très effrayant et effrayant à regarder, même pour les personnes qui l'ont vu plusieurs fois. Une personne qui a une crise tonico-clonique ne se souviendra pas de la crise et mettra un certain temps à se souvenir de ce qui s'est passé avant le début de la crise. La personne sera étourdie et confuse et se sentira faible pendant un certain temps.

Les crises sont beaucoup plus dangereuses pour la personne qui en a une que pour quiconque autour d'elle. La personne qui a la crise est inconsciente et inconsciente de son environnement et de ce qui se passe. Ils ne peuvent pas se protéger des blessures et les mouvements incontrôlés et les secousses augmentent leurs risques de blessures.

Le début de la crise est très dangereux si la personne n'est pas assise ou couchée, car elle tombera simplement au sol, quelle que soit la manière dont le corps atterrit. La personne peut être gravement blessée et même mourir dans les pires circonstances.

Certaines précautions prises par les personnes à proximité peuvent prévenir les blessures. Vous pouvez amortir la tête de la personne, desserrer les vêtements autour du cou, retirer les objets durs ou pointus avec lesquels elle pourrait se blesser et ne pas essayer de la maintenir ou de la retenir ou de mettre des choses dans sa bouche (il est impossible d'avaler sa langue) et mettre des choses dans sa bouche peut lui casser les dents ou même lui casser la mâchoire.

Mythe 30 : Il existe des lois qui empêchent les femmes atteintes d'épilepsie d'avoir des enfants

Aucune loi n'empêche les femmes atteintes d'épilepsie d'avoir une famille et des enfants. En tant que personne atteinte d'épilepsie, vous êtes déjà très consciente du trouble et des possibilités de blessure lors d'une crise et en tant que mère, vous ne mettriez jamais votre enfant en danger. Cependant, chaque femme atteinte d'épilepsie doit prendre soin d'elle-même et de sa santé pendant la grossesse et lorsqu'elle élève ses enfants.

L'épilepsie n'interfère pas avec le processus de reproduction des hommes ou des femmes. C'est une condition médicale et affecte les gens à des degrés divers. Le processus de reproduction est toujours le même que pour toute personne qui n'est pas épileptique. Des recherches plus récentes montrent qu'à moins d'avoir des antécédents d'infertilité ou une condition médicale différente pouvant affecter la fertilité, vous avez la même probabilité de concevoir qu'une femme qui n'est pas épileptique.

Les médicaments anti-épileptiques peuvent avoir un effet grave sur un bébé dans l'utérus et peuvent augmenter le risque de malformations congénitales. Par conséquent, toute femme atteinte d'épilepsie qui souhaite avoir des enfants ou qui est déjà enceinte doit parler à son neurologue pour s'assurer que les médicaments qu'elle prend seront sans danger pendant la grossesse et l'allaitement.

Mythe 31 : Il n'est pas sûr pour les femmes atteintes d'épilepsie de tomber enceintes

Il existe des risques pour une femme atteinte d'épilepsie et son bébé, mais ceux-ci peuvent généralement être contrôlés. La majorité des femmes enceintes atteintes d'épilepsie ont la même fréquence de crises pendant la grossesse, mais certaines peuvent avoir encore moins de crises.

Cependant, certaines femmes ont plus de crises pendant la grossesse, ce qui peut se produire pour plusieurs raisons. Le corps d'une femme enceinte subit de nombreux changements physiologiques (peut modifier la façon dont votre corps réagit aux médicaments antiépileptiques), hormonaux et psychologiques (la grossesse peut provoquer un stress émotionnel ou affecter les habitudes de sommeil) et tous ces facteurs peuvent augmenter les risques de crise.

Même si l'épilepsie peut rendre la grossesse un peu plus compliquée, la plupart des femmes atteintes d'épilepsie ont des grossesses sans danger et des bébés en bonne santé. L'épilepsie n'affecte généralement pas la capacité d'une femme à concevoir et a un effet minime sur le développement d'un enfant. Cependant, si les femmes prennent des médicaments antiépileptiques, le risque de malformations congénitales varie de 2 à 10 %. Les gens peuvent minimiser le risque en travaillant en étroite collaboration avec un neurologue et un obstétricien ou un gynécologue avant d'essayer de concevoir. Ils peuvent décider de changer vos médicaments antiépileptiques pour s'assurer que vous utilisez le ou les médicaments les plus sûrs pendant votre grossesse.

Les neurologues recommandent généralement de continuer à prendre des médicaments contre l'épilepsie tout au long de la grossesse, mais cela dépend du type de médicament que vous prenez et de son innocuité ou non pendant la grossesse. Certains médicaments antiépileptiques ne sont pas recommandés pour les femmes enceintes car ils peuvent causer des problèmes de développement ou des malformations congénitales, comme le spina bifida ou une fente labiale. Les médicaments à risque plus élevé sont : l'acide valproïque, le topiramate, le phénobarbital et la phénytoïne. Vous devrez discuter des médicaments que vous prenez avec votre médecin ou votre neurologue.

L'épilepsie est parfois héréditaire, mais la plupart des enfants n'héritent pas de l'épilepsie de leurs parents. si vous souffrez d'épilepsie, le risque que votre enfant développe l'épilepsie à un moment donné de sa vie est d'environ cinq pour cent. Il est plus probable que votre enfant développe une épilepsie si votre épilepsie est héréditaire.

Certaines personnes pensent que si elles ont une crise pendant leur grossesse, elles feront une fausse couche. ce n'est pas nécessairement vrai et la plupart des femmes qui ont des convulsions pendant leur grossesse donnent naissance à des bébés en bonne santé. Avoir une crise pendant la grossesse peut être dangereux pour vous et le bébé. Si vous tombez sur le ventre pendant une crise, le bébé pourrait se blesser et certaines crises peuvent même provoquer un accouchement ou une fausse couche. Discutez avec votre neurologue ou votre gynécologue de ce qu'il faut faire si vous avez une crise.

L'épilepsie n'a aucun impact sur la méthode d'administration, vous et votre médecin pouvez décider ce qui vous convient le mieux. Si vous avez des crises répétées pendant le travail, votre médecin peut choisir de faire une césarienne.

De nombreuses personnes pensent qu'allaiter tout en prenant des médicaments contre l'épilepsie n'est pas une bonne idée, mais des études de la dernière décennie ont montré que les bébés ne reçoivent qu'une infime partie des médicaments de la mère par le biais du lait maternel, encore moins que ce qu'ils ont reçu pendant la grossesse, et qu'il y a est peu ou pas de risque d'effets secondaires.

Cependant, il existe quelques médicaments à risque à prendre pendant l'allaitement, à savoir : le phénobarbitol, la primidone, le lorazépam et l'éthosuximide. Ces médicaments peuvent convenir, mais vous devrez redoubler de prudence et surveiller votre bébé pour détecter la somnolence, le niveau de vigilance, l'absence de prise de poids ou d'autres problèmes de développement.

Enfin, prenez des vitamines prénatales et de l'acide folique pour réduire le risque de malformations congénitales. Ces suppléments doivent être commencés avant la grossesse et poursuivis tout au long de la grossesse.

Mythe 32 : Les médicaments contre l'épilepsie rendent toutes les méthodes de contraception moins efficaces

Tous les médicaments contre l'épilepsie n'ont pas d'effet sur le contrôle des naissances. De nombreuses femmes atteintes d'épilepsie se demandent comment l'épilepsie affecte le contrôle des naissances. Peu importe le type de crises que vous avez ou la fréquence à laquelle vous les avez.

Vous pouvez utiliser un contraceptif qui empêche une grossesse à court terme, à long terme ou de façon permanente, selon si ou quand vous voulez avoir des enfants. Vous devrez parler à votre neurologue ou à votre médecin pour savoir quel contraceptif fonctionnera avec le médicament que vous prenez.

Il existe deux types de contraception : non hormonale et hormonale. Les préservatifs et les diaphragmes sont des types de contraception non hormonale. Les pilules contraceptives, la piqûre et l'anneau sont des types de contraception hormonale. Les médicaments contre l'épilepsie n'affectent pas les méthodes non hormonales, mais si vous prenez des médicaments antiépileptiques inducteurs enzymatiques et des contraceptifs hormonaux, cela pourrait rendre votre contraceptif moins efficace pour prévenir une grossesse.

Si vous utilisez un contraceptif hormonal, il est difficile de dire quel impact votre contraception aura sur vos crises. Certaines femmes disent que la contraception hormonale augmente leurs crises, mais d'autres disent qu'elle diminue leurs crises et d'autres disent qu'elle n'affecte pas du tout leurs crises. Cela peut être dû au fait que certaines femmes souffrent d'un type d'épilepsie appelé épilepsie cataméniale qui est causée par les fluctuations de la progestérone dans le corps d'une femme.

Il est difficile de dire quelle combinaison de contraceptifs et de médicaments antiépileptiques fonctionnera pour vous. Vous devrez peut-être essayer quelques types. Pendant ces périodes d'essai : recherchez des signes indiquant que votre médicament contre l'épilepsie ne fonctionne pas (changements dans la fréquence, la durée et les types de crises que vous avez), recherchez des signes indiquant que votre contraception ne fonctionne pas (règles manquées, maux de tête, seins sensibles, nausées et les douleurs lombaires pourraient être des signes de grossesse).

Mythe 33 : Toutes les méthodes de contraception augmentent le risque de crises chez les femmes atteintes d'épilepsie

Les méthodes contraceptives non hormonales comme les préservatifs et le diaphragme n'ont aucun effet sur la fréquence ou la durée des crises chez les femmes atteintes d'épilepsie.

Certains traitements hormonaux de contraception peuvent affecter vos crises de manière positive (crises moins fréquentes) ou négative (crises plus fréquentes), mais l'épilepsie de certaines femmes n'est pas affectée.

L'épilepsie cataméniale est un type d'épilepsie chez les femmes où les crises peuvent être influencées par les variations de la sécrétion d'hormones sexuelles au cours du cycle menstruel. L'œstrogène s'est avéré avoir des effets proconvulsivants tandis que la progestérone s'est avérée avoir des propriétés anticonvulsivantes.

L'épilepsie cataméniale affecte environ un tiers des femmes atteintes d'épilepsie et le contrôle des naissances peut réduire la fréquence des crises chez ces femmes.

Mythe 34 : Les adolescents épileptiques ne peuvent pas aller à l'université

Plusieurs jeunes épileptiques étudient à l'université ou au collège. Beaucoup d'entre eux réussissent très bien et obtiennent des diplômes ou des diplômes. La fréquence de leurs crises peut interférer avec les cours mais sinon ce sont les mêmes que les autres élèves.

Une école, un collège ou une université ne peut discriminer aucune personne atteinte d'épilepsie. Parler à l'établissement peut aider à s'assurer qu'ils ont le bon type de soutien, ce qui peut inclure l'examen du type d'épilepsie de la personne et de la façon dont cela les affecte ainsi que leur travail scolaire. Cela peut contribuer à garantir que les étudiants souffrant de troubles ou de handicaps bénéficient des mêmes opportunités que les autres étudiants.

Les effets secondaires des médicaments comme la fatigue, les difficultés de concentration, les problèmes de mémoire à court terme et autres pourraient interférer avec les études. Les crises pourraient également être perturbatrices.

Les universités et les collèges offrent généralement beaucoup d'aide pratique aux étudiants atteints d'épilepsie pour les soutenir dans leurs études.

Pour les personnes épileptiques, les examens peuvent être particulièrement difficiles car le stress des examens peut déclencher des crises et les effets secondaires des médicaments peuvent également être problématiques.

Mythe 35 : Les adolescents épileptiques ne peuvent pas faire de sport

Une personne atteinte d'épilepsie peut participer à des sports ou à d'autres activités récréatives. La plupart des activités sportives et récréatives sont sans danger pour les personnes atteintes d'épilepsie. Cependant, cela dépend du degré de contrôle des crises, du type d'activité et de ce que le médecin recommande.

De nombreux parents ont l'impression erronée que le sport est trop dangereux pour les adolescents épileptiques, mais le sport est une partie importante de la vie de tout enfant et, dans la plupart des cas, le sport est sans danger pour les enfants épileptiques.

Pour les parents de jeunes enfants et d'adolescents épileptiques, il existe de nombreux endroits et situations dangereux. Ces peurs sont parfaitement naturelles et attendues car tout parent ressent le besoin de protéger son enfant, cependant dans la majorité des cas, les enfants épileptiques vont bien et mènent une vie tout à fait normale. La plupart des enfants épileptiques peuvent faire à peu près n'importe quoi.

Certaines précautions doivent être prises, en particulier autour des hauteurs et de l'eau. Grimper à un arbre et nager peut être dangereux à moins que quelqu'un ne soit là pour les attraper ou les sortir de la piscine s'ils ont une crise. Vous devriez dire à l'entraîneur, à l'enseignant et/ou au directeur que votre enfant souffre d'épilepsie, même s'il s'est écoulé un certain temps depuis la dernière crise. Il n'y a pas de quoi avoir honte, et il vaut mieux qu'ils soient préparés à une crise et sachent exactement quoi faire pour les premiers soins.

Il existe de nombreux entraîneurs, enseignants et directeurs mal informés qui ne souhaitent pas avoir un enfant épileptique dans les équipes sportives, mais vous pouvez intervenir et leur donner des informations sur l'épilepsie et les premiers secours.

Mon conseil (pour toute personne atteinte d'épilepsie) : écoutez votre corps (si vous vous sentez bien, tout devrait bien se passer), assurez-vous que quelqu'un est à proximité ou attendez que quelqu'un soit là avant de commencer l'activité (pour vous aider si vous avez une crise), réfléchissez avant d'agir (de nombreuses activités peuvent être dangereuses pour les personnes atteintes d'épilepsie et il vaut toujours mieux prévenir que guérir), éduquez les gens autour de vous sur les premiers secours en cas de crise (il vaut mieux qu'ils sachent ce que faire si cela arrive). La sensibilisation est la clé !

Il n'y a pas de règles sur les sports que les enfants ou les adultes épileptiques peuvent ou ne peuvent pas pratiquer, cela dépend de l'état particulier de la personne, de ses symptômes et de son type d'épilepsie.

Pensez concrètement aux capacités de la personne atteinte d'épilepsie. Pensez aux conséquences d'une crise au cours d'une activité particulière. Si cela s'avère dangereux sur le moment, il faut l'éviter ou le reporter jusqu'à ce que les circonstances soient satisfaisantes.

Avoir une crise sur le terrain de football ou de baseball n'est pas dangereux, même si cela peut être embarrassant, mais avoir une crise pendant l'escalade peut être très dangereux, donc des précautions supplémentaires doivent être prises.

Si votre enfant prend des médicaments mais qu'il est toujours sujet aux crises, une perte de conscience sur le terrain de football serait risquée, mais si les antiépileptiques fonctionnent et que les crises sont maîtrisées, le risque d'avoir une crise sur le terrain est assez élevé. bas.

Certains parents craignent que les enfants épileptiques ne soient frappés à la tête. Rien ne prouve que le cerveau des enfants épileptiques soit plus fragile que d'habitude. Pour les enfants dont les crises sont maîtrisées, les sports de contact sont tout aussi sûrs ou risqués que pour n'importe qui d'autre.

Mythe 36 : Les lumières clignotantes ou les jeux vidéo causent toujours des convulsions

Toutes les personnes atteintes d'épilepsie ne doivent pas éviter les lumières clignotantes. Si une personne est photosensible, les lumières scintillantes à une certaine vitesse et luminosité peuvent déclencher une crise. Les personnes photosensibles ont des anomalies particulières sur leur EEG. Les déclencheurs de crises beaucoup plus courants comprennent de faibles niveaux de médicaments antiépileptiques, le manque de sommeil, le stress ou l'anxiété, les changements menstruels / hormonaux, la maladie ou la fièvre, les interactions avec les médicaments en vente libre, la consommation excessive d'alcool ou les drogues illicites.

Les crises causées par des lumières clignotantes ou des jeux vidéo sont très rares. Environ 3 % seulement des personnes atteintes d'épilepsie ont des crises causées par des lumières qui clignotent à certaines intensités ou selon certains schémas visuels. Ce type d'épilepsie est appelé épilepsie photosensible.

L'épilepsie photosensible est plus fréquente chez les enfants et les adolescents que chez les adultes. Les personnes atteintes d'épilepsie généralisée avec certains syndromes d'épilepsie, tels que l'épilepsie myoclonique juvénile et le syndrome de Jeavon (épilepsie avec myoclonie des paupières) peuvent avoir des crises causées par des lumières clignotantes.

Beaucoup de gens ignorent qu'ils sont sensibles aux lumières scintillantes ou aux motifs clignotants jusqu'à ce qu'ils aient une crise. Ils ne pouvaient avoir que des crises déclenchées par certaines conditions photiques (lumière) et ne jamais développer d'épilepsie avec des crises spontanées. D'autres personnes qui sont dérangées par l'exposition à la lumière ne développent pas du tout de convulsions, mais présentent d'autres symptômes tels que des maux de tête, des nausées, des vomissements et des étourdissements.

L'épilepsie photosensible peut être déclenchée par tout ce qui augmente anormalement la synchronisation des cellules cérébrales. Certains modèles de lumière, des lumières vives clignotantes à des fréquences particulières, synchronisent les cellules dans le cortex visuel. Si les neurones se déclenchent à travers leurs réseaux à un niveau trop élevé, ils peuvent recruter d'autres neurones dans une décharge hypersynchrone. C'est ce qui se passe dans le cerveau lors d'une crise.

Le cerveau montre une forte réponse aux flashs d'environ vingt par seconde (20 Hz) qui sont également les plus susceptibles de déclencher des crises. Lorsque la lumière frappe l'œil, des signaux sont envoyés à travers le thalamus (une structure cérébrale centrale qui relaie les signaux cérébraux) vers les zones cérébrales corticales qui traitent les stimuli visuels. Ces zones cérébrales fournissent une forte entrée au reste du cerveau et dans l'épilepsie photosensible, le cerveau répond de manière excessive à certaines entrées visuelles, parfois si fortement qu'une crise est déclenchée.

L'épilepsie photosensible a une prévalence d'environ une personne sur dix mille dans l'ensemble, mais elle est plus fréquente chez les jeunes, affectant environ une personne sur quatre mille entre cinq et vingt-quatre ans. Les facteurs impliqués dans la photosensibilité, y compris les réponses dépendant de l'âge, sont complexes et mal compris. Des études génétiques montrent que la photosensibilité peut être héréditaire. Plusieurs gènes ont été identifiés comme facteurs de risque de photosensibilité, mais aucun gène n'a été trouvé pour expliquer la maladie. Cependant, avoir une de ces mutations génétiques ne garantit pas la photosensibilité (ces variants sont assez rares) et ne pas en avoir ne signifie pas que la personne sera exempte de photosensibilité.

Certains stimuli sont les plus susceptibles de provoquer des crises. La luminosité est provocante, en particulier le contraste entre le flash et la période sans flash. La luminosité est importante car les écrans de télévision modernes ou les écrans d'ordinateur peuvent devenir aussi lumineux. L'image doit également occuper suffisamment de rétine. La plupart du temps, il faut au moins quelques secondes de clignotement pour provoquer une crise. Pour la plupart des gens, la plage de fréquences la plus gênante est de dix à vingt flashs par seconde (10-20Hz).

En plus des lumières clignotantes, certains motifs réguliers peuvent déclencher des crises (comme les motifs à rayures noires et blanches à contraste élevé). La première zone corticale du cerveau à traiter les entrées visuelles est structurée en colonnes qui répondent à des rayures ou des bords d'orientation différente. Les colonnes d'orientation répondant à la même orientation peuvent s'inhiber mutuellement. Une hypothèse sur l'épilepsie sensible au schéma suggère que cette inhibition est moins efficace. Sans cette inhibition, un stimulus puissant entraînant un ensemble de colonnes d'orientation peut provoquer une activité neuronale forte et incontrôlée (excitation galopante).

Le traitement de l'épilepsie photosensible est symptomatique (les médicaments antiépileptiques peuvent supprimer les crises, mais pas guérir l'épilepsie). Si vous savez que vous êtes photosensible, vous pouvez éviter les stimuli. Éloignez-vous de la discothèque ou des lumières stroboscopiques. Si vous jouez à des jeux vidéo, asseyez-vous plus loin de l'écran et jouez dans une pièce bien éclairée.

Mythe 37 : Les convulsions fébriles (provoquées par une forte fièvre) provoquent l'épilepsie chez les enfants

L'épilepsie survient plus souvent chez les enfants qui ont eu des convulsions fébriles. Cependant, le risque qu'un enfant développe une épilepsie après une seule crise fébrile simple n'est que légèrement supérieur à celui d'un enfant qui n'a jamais eu de crise fébrile.

Les convulsions fébriles sont des convulsions qui surviennent chez un enfant entre six mois et cinq ans et dont la température est supérieure à 38 °C (100,4 °F). La plupart des convulsions fébriles surviennent chez les enfants âgés de douze à dix-huit mois.

Les convulsions fébriles surviennent chez deux à quatre pour cent des enfants de moins de cinq ans. Ils peuvent être effrayants à regarder mais ne causent pas de lésions cérébrales et n'affectent pas l'intelligence de l'enfant. L'épilepsie est définie comme ayant deux crises ou plus sans présence de fièvre, donc avoir une crise fébrile ne signifie pas qu'un enfant souffre d'épilepsie.

Il existe quelques causes possibles de convulsions fébriles, à savoir une infection, des immunisations ou d'autres facteurs de risque tels que des antécédents familiaux de convulsions fébriles, qui augmenteront le risque de convulsions fébriles chez l'enfant. Une infection bactérienne ou virale peut provoquer de la fièvre qui peut également provoquer des convulsions fébriles. Certains vaccins (en particulier rougeole, oreillons et rubéole) peuvent provoquer une fièvre (huit à quatorze jours après la vaccination) pouvant entraîner des convulsions fébriles.

Les convulsions fébriles surviennent généralement le premier jour de la maladie et, dans certains cas, la convulsion est le premier indice que l'enfant est malade. La plupart des convulsions fébriles surviennent lorsque la température est supérieure à 39 °C (102,2 °F). Les convulsions fébriles sont classées comme étant simples ou complexes.

Les convulsions fébriles simples sont les plus fréquentes. Typiquement, l'enfant perd connaissance et a des convulsions ou des contractions rythmiques des bras ou des jambes. La plupart des crises ne durent pas plus d'une ou deux minutes, bien qu'elles puissent durer jusqu'à quinze minutes. Après la crise, l'enfant peut être confus ou somnolent, mais n'a pas de faiblesse dans les bras ou les jambes.

Les convulsions fébriles complexes sont moins fréquentes et peuvent durer plus de quinze minutes (ou trente minutes s'il s'agit d'une série). L'enfant peut avoir une faiblesse temporaire d'un bras ou d'une jambe après la crise.

Un enfant qui a une convulsion fébrile doit être vu par un professionnel de la santé dès que possible (dans un service d'urgence ou une clinique médicale) pour déterminer la cause de la fièvre. Certains enfants, en particulier ceux de moins de douze mois, peuvent nécessiter des tests pour s'assurer que la fièvre n'est pas liée à la méningite (une infection grave de la muqueuse du cerveau).

Le traitement des crises prolongées consiste généralement à administrer à l'enfant un médicament anti-épileptique et à surveiller son rythme cardiaque, sa tension artérielle et sa respiration. Si la crise s'arrête d'elle-même, aucun médicament anti-épileptique n'est nécessaire. Après une simple crise fébrile, la plupart des enfants n'ont pas besoin de rester à l'hôpital à moins que la crise n'ait été causée par une infection grave nécessitant un traitement à l'hôpital.

Après l'arrêt de la crise, le traitement de la fièvre est commencé, généralement en administrant de l'acétaminophène ou de l'ibuprofène par voie orale ou rectale et parfois en épongeant avec de l'eau à température ambiante (pas froide).

Les enfants qui ont une crise fébrile sont à risque d'avoir une autre crise fébrile (cela se produit dans trente à trente-cinq pour cent des cas. Les crises fébriles récurrentes ne se produisent pas nécessairement à la même température que le premier épisode et ne se produisent pas à chaque fois que l'enfant a de la fièvre. La plupart des récidives surviennent dans l'année suivant la crise initiale et presque toutes surviennent dans les deux ans suivant la première crise.

Le risque de crises récurrentes est plus élevé chez les enfants jeunes (moins de quinze mois), qui ont des fièvres fréquentes, dont un parent ou un frère a eu des convulsions fébriles ou de l'épilepsie, qui ont eu un court laps de temps entre le début de la fièvre et la crise ou qui ont eu un faible degré de fièvre avant leur crise.

Les parents qui sont témoins de la crise fébrile de leur enfant peuvent faire certaines choses pour empêcher l'enfant de se faire du mal :

Placez l'enfant sur le côté mais n'essayez pas d'arrêter ses mouvements ou ses convulsions. Ne rien mettre dans la bouche de l'enfant.

Retirez les objets pointus ou durs de la proximité de l'enfant.

Gardez l'heure de la crise. Les crises qui durent plus de cinq minutes nécessitent un traitement immédiat. Un parent doit rester avec l'enfant pendant que l'autre parent demande une aide médicale d'urgence.

Les parents d'un enfant qui risque d'avoir une crise fébrile récurrente peuvent apprendre à traiter à domicile les crises qui durent plus de cinq minutes. Le traitement consiste généralement à administrer à l'enfant une dose de gel de diazépam dans le rectum. Une dose est normalement tout ce qui est nécessaire pour arrêter une crise.

Dans la plupart des cas, le traitement pour prévenir de futures crises n'est pas recommandé; les risques et les effets secondaires potentiels des médicaments anti-épileptiques quotidiens l'emportent sur leurs avantages. De plus, l'administration de médicaments (acétaminophène ou ibuprofène) pour prévenir la fièvre n'est pas recommandée chez un enfant sans fièvre (si l'enfant a un rhume mais pas de fièvre) car cela ne semble pas réduire le risque de futures convulsions fébriles.

Le traitement de la fièvre (température supérieure à 100,4 °F ou 38 °C) est acceptable mais pas toujours nécessaire ; les parents devraient consulter leur professionnel de la santé pour savoir quand traiter la fièvre d'un enfant. Une discussion détaillée de la fièvre chez les enfants est disponible séparément.

L'intelligence et d'autres aspects du développement cérébral ne semblent pas être affectés par une crise fébrile, que la crise soit simple, complexe ou récurrente, ou qu'elle se produise dans le cadre d'une infection ou après la vaccination.

L'épilepsie survient plus fréquemment chez les enfants qui ont eu des convulsions fébriles. Cependant, le risque qu'un enfant développe une épilepsie après une seule crise fébrile simple n'est que légèrement supérieur à celui d'un enfant qui n'a jamais eu de crise fébrile.

Mythe 38 : Une personne qui souffre d'épilepsie ou de convulsions ne peut pas donner de sang

Dans de nombreux pays, les personnes atteintes d'épilepsie sont temporairement ou définitivement exclues du don de sang. Cette exclusion est basée sur l'hypothèse qu'ils sont plus susceptibles de subir des réactions indésirables du donneur telles que des crises d'épilepsie, et non sur des preuves scientifiques.

Alors, quels sont les effets indésirables du don de sang sur les patients épileptiques ? Aucune étude, autant que je sache à travers toutes les recherches, n'a pu démontrer qu'un don de sang a entraîné des événements indésirables chez les patients épileptiques.

Des études limitées de faible qualité n'ont pas pu démontrer que les donneurs de sang atteints d'épilepsie courent un risque accru d'effets indésirables. Des recherches supplémentaires sont nécessaires pour déterminer si et pendant combien de temps les patients épileptiques doivent être exclus du don de sang.

Mythe 39 : La scarification peut guérir l'épilepsie

L'épilepsie est un problème médical chronique qui, pour de nombreuses personnes, peut être traité avec succès. Malheureusement, le traitement ne fonctionne pas pour tout le monde et il y a un besoin critique de plus de recherche.

Il n'existe aucun remède connu contre l'épilepsie. Cependant, environ soixante-dix pour cent des personnes atteintes d'épilepsie voient leurs crises contrôlées par des médicaments. Dans certains cas, la chirurgie de l'épilepsie offre la possibilité de réduire ou d'éliminer les crises. Selon le type d'épilepsie, certaines personnes dépasseront leur épilepsie.

La plupart des personnes atteintes d'épilepsie vivent dans des pays en développement avec un accès limité aux soins médicaux. En Afrique, les guérisseurs traditionnels jouent un rôle de premier plan dans la prise en charge des personnes atteintes d'épilepsie, mais on sait peu de choses sur les soins de l'épilepsie par les guérisseurs traditionnels.

Les guérisseurs traditionnels reconnaissent les mêmes symptômes qu'un neurologue provoque pour caractériser le début des crises (par exemple, hallucinations olfactives, marche jacksonienne, automatismes). Bien que les guérisseurs traditionnels reconnaissent une tendance familiale à certaines crises et approuvent les causes de l'épilepsie symptomatique, ils pensent que la sorcellerie joue un rôle central et provocateur dans la plupart des crises. Le traitement est initié après la première crise et intègre généralement certains produits végétaux et animaux. Les patients qui ne subissent pas d'autres crises sont considérés comme guéris. Ceux qui ne répondent pas à la thérapie peuvent être référés à d'autres guérisseurs. Les signes de maladie systémique concomitante sont la raison la plus courante d'orientation vers un hôpital.

Les guérisseurs traditionnels obtiennent des historiques détaillés des événements, se concentrent sur le traitement et peuvent orienter les patients qui ont des crises réfractaires vers d'autres guérisseurs. Dans certaines circonstances, ils reconnaissent le rôle des soins de santé modernes et orientent les patients vers l'hôpital. Compte tenu de leur prédominance en tant que prestataires de soins pour les personnes atteintes d'épilepsie, il est important de mieux comprendre leur approche des soins. Des relations de collaboration entre les médecins et les guérisseurs traditionnels sont nécessaires si nous espérons combler le déficit de traitement en Afrique.

Sur les quarante millions de personnes atteintes d'épilepsie dans le monde, quatre-vingts pour cent vivent dans les pays en développement. En Afrique, les deux tiers à trois quarts de la population rurale n'ont pratiquement pas accès aux établissements de santé modernes. Malgré les mesures de décentralisation des soins de santé, les ressources sont restées largement centralisées et mal allouées. Les patients doivent parcourir de longues distances pour obtenir des soins médicaux. Les frais de déplacement peuvent être prohibitifs. Les retards pour voir des fournisseurs de soins de santé surmenés peuvent être considérables. Les patients peuvent arriver pour trouver du personnel en congé, des médicaments en rupture de stock ou des prestataires médicaux qui manquent de l'expertise nécessaire. Les frais modérateurs découragent davantage la recherche de soins de santé, en particulier chez les populations de patients vulnérables. Ceux qui surmontent ces obstacles et accèdent aux installations médicales peuvent engager des dépenses supplémentaires pour acheter des médicaments ou se déplacer pour les récupérer.

Les personnes atteintes d'épilepsie sont particulièrement susceptibles de rencontrer des obstacles aux soins médicaux. Les crises récurrentes peuvent limiter la capacité d'une personne à effectuer le travail manuel nécessaire à la vie rurale, l'épilepsie entraîne des pertes économiques. En Afrique, l'épilepsie est associée à une énorme stigmatisation, qui peut aggraver les désavantages sociaux et économiques. Là où l'épilepsie est sous-traitée et stigmatisée, les personnes atteintes d'épilepsie sont moins employables et moins susceptibles de gagner leur vie. Ils peuvent être incapables de mobiliser les réseaux sociaux nécessaires pour fournir le transport, l'aide financière, l'hébergement et le soutien psychologique nécessaires pour obtenir des soins dans des établissements médicaux éloignés et disposant de peu de ressources.

Dans ce contexte, il n'est pas surprenant que les personnes atteintes d'épilepsie consultent des guérisseurs traditionnels plutôt que des médecins. Non seulement les guérisseurs traditionnels sont physiquement plus accessibles aux patients, mais ils offrent également une plus grande familiarité culturelle et conceptuelle. Les soins en milieu hospitalier sont centrés sur la maladie et peuvent être incapables d'offrir des explications sur la cause de la maladie d'une manière écologiquement valable. À l'inverse, les guérisseurs traditionnels se concentrent davantage sur les patients et leur environnement social que sur leurs affections particulières, insistant fortement sur le contexte psychologique et social de la maladie. Les patients des cultures traditionnelles croient souvent que les conflits psychologiques et sociaux sont une cause majeure de maladie, l'incapacité de la médecine moderne à répondre à ces préoccupations peut diminuer le pouvoir perçu des interventions médicales modernes.

Le recours aux modes traditionnels de soins de santé en Afrique est susceptible d'augmenter à mesure que l'écart entre les besoins de soins de santé et les ressources s'élargit sous le fardeau croissant de la pauvreté et de l'implacable épidémie du virus de l'immunodéficience humaine (VIH). Déjà soixante-dix pour cent des patients dans certaines régions cherchent initialement à se faire soigner par des guérisseurs traditionnels. Les gouvernements des pays en développement ont entamé un dialogue avec les guérisseurs traditionnels pour faciliter une certaine association avec le secteur formel des soins de santé. Récemment, l'Afrique du Sud a adopté une loi autorisant environ deux cent mille guérisseurs traditionnels. Malgré la prédominance mondiale de la guérison traditionnelle pour les personnes atteintes d'épilepsie et les efforts continus pour intégrer les guérisseurs traditionnels dans le système médical formel, nous savons très peu de choses sur la façon dont les guérisseurs traditionnels abordent les soins de l'épilepsie.

Un enfant de quatre ans a eu une crise tonico-clonique généralisée alors qu'il était sous la garde de ses grands-parents paternels. Les grands-parents paternels ont consulté un guérisseur traditionnel, qui a attribué la convulsion à l'esprit de colère du père décédé de l'enfant. Après la mort du père, les grands-parents paternels avaient confisqué les biens de la famille, dont cet enfant, laissant la mère sans ressources. La mère souffrait d'épilepsie et les grands-parents paternels ne pensaient pas qu'elle était un parent apte, même si elle prenait du phénobarbital (PB) avec un bon contrôle des crises. Le guérisseur traditionnel a invoqué cette violation de l'héritage légitime comme cause des crises de l'enfant et a préconisé que l'enfant et certains biens doivent être rendus à la mère pour que les crises cessent. L'enfant a continué à avoir des crises intermittentes et a eu au moins deux épisodes d'état de mal épileptique, peut-être dans un contexte de paludisme. Finalement, les grands-parents ont rendu l'enfant à la mère.

La mère a emmené l'enfant chez un autre guérisseur traditionnel, qui a traité l'enfant avec des tentes à vapeur d'herbes. Au cours de l'une des séances de cuisson à la vapeur, l'enfant est tombé en avant sur une marmite à vapeur bouillante et a subi des brûlures au front. Le guérisseur traditionnel avait assuré à la mère qu'avec un traitement complet, les crises cesseraient. Cependant, lorsque la mère n'a pas pu payer le prix d'une chèvre vivante, le guérisseur traditionnel a refusé de terminer le traitement. La mère a alors décidé de se faire soigner à l'hôpital.

La plupart des guérisseurs traditionnels croient que la sorcellerie est responsable dans une certaine mesure des crises. La forte croyance en la sorcellerie et la capacité soutenue de pensée magique évidentes en Afrique rurale peuvent être difficiles à apprécier pour les Occidentaux. Ces croyances ne sont pas limitées aux non-instruits. Certains des travailleurs de la santé formés que nous avons interrogés, y compris des médecins, pensent que la sorcellerie joue un rôle dans les crises. La croyance en la sorcellerie comme cause ultime de la maladie n'exclut pas l'attribution de causes immédiates aux crises. Par exemple, un sort jeté sur quelqu'un peut lui faire développer des convulsions pendant un épisode de paludisme, alors que le paludisme ne provoquerait pas de convulsions. Les guérisseurs ont signalé un large éventail de circonstances spécifiques pouvant entraîner des crises.

Les guérisseurs traditionnels conviennent que rien ne doit être placé dans la bouche du patient. Ils ont approuvé « souffler de la fumée par la narine » pour tenter d'arrêter la crise. Ils ont également identifié les sécrétions corporelles (urine, matières fécales, flatulences (gaz de l'estomac) et salive) comme des substances contagieuses susceptibles de transmettre des convulsions aux passants. Des traitements pour « immuniser » les membres de la famille contre l'épilepsie peuvent être préconisés. Les guérisseurs traditionnels reconnaissent l'importance de donner au patient une explication de la crise.

Les crises induites par la sorcellerie peuvent être guéries par un traitement avec un antidote comprenant les mêmes ingrédients que ceux utilisés dans la sorcellerie d'origine. Les échecs de traitement se produisent lorsque le guérisseur est incapable d'identifier et d'obtenir les bons ingrédients. Les ingrédients populaires pour le traitement de l'épilepsie utilisés à la fois par les guérisseurs traditionnels et les agents de santé hospitaliers étaient des produits d'animaux qui présentent des comportements ressemblant à des convulsions ou à une perte de conscience. Certains cas d'épilepsie ne peuvent pas être guéris. Les brûlures sont considérées comme un signe d'épilepsie réfractaire. De nombreux guérisseurs pensent que la brûlure elle-même scelle en quelque sorte le destin de la victime. D'autres études ont confirmé des croyances similaires parmi les guérisseurs traditionnels d'autres régions africaines.

Les guérisseurs traditionnels peuvent orienter les patients vers un autre guérisseur si leurs propres thérapies échouent. Les références sont faites à un guérisseur plus puissant ou à celui qui a accès à différents ingrédients à utiliser dans le traitement. Les guérisseurs traditionnels reconnaissent également le rôle de la médecine moderne dans le traitement des convulsions et signalent qu'ils orientent parfois les patients vers l'hôpital, en particulier lorsque les convulsions surviennent dans le contexte de certaines autres conditions. Des interventions médicales spécifiques telles que les « gouttes », les injections et le soin des plaies ont également été citées comme raisons d'envoyer les patients à l'hôpital. Parfois, les patients sont référés simplement parce que le guérisseur estime que ses soins ont échoué.

Des limitations économiques importantes en Afrique continuent d'entraver le développement des systèmes de santé et, dans un avenir prévisible, les systèmes médicaux modernes ne peuvent à eux seuls combler le déficit de traitement pour les personnes atteintes d'épilepsie. Malgré de nombreuses études anthropologiques et certaines études épidémiologiques, soulignant le rôle important de promotion de la santé des guérisseurs traditionnels en Afrique, les soins de santé modernes ont souvent considéré les guérisseurs traditionnels avec un mélange de scepticisme et de suspicion. Les guérisseurs traditionnels font partie intégrante de la situation des soins de santé en Afrique et les tentatives d'intervention médicale, sans collaboration avec les guérisseurs traditionnels, risquent d'échouer.

Les personnes atteintes de crises caractérisées par des phénomènes moteurs ou sensoriels focaux ont généralement des scarifications ou des tatouages de guérisseur traditionnel dans la région touchée au début de la crise. Cela montre que les guérisseurs traditionnels rapportent qu'ils obtiennent des antécédents détaillés de l'apparition des crises. Les brûlures chez les Africains atteints d'épilepsie sont associées à des crises fréquentes et indiquent donc probablement une faible probabilité d'absence de crise.

Les médecines traditionnelles ne sont pas toujours bénignes. Des conséquences négatives peuvent résulter des soins traditionnels des guérisseurs, comme les brûlures de l'enfant. Les soins fournis par les guérisseurs traditionnels peuvent consommer des ressources financières importantes, mais les soins des guérisseurs traditionnels peuvent ne pas être entièrement sans avantages. Si le traitement d'un guérisseur permet aux membres de la famille d'une personne atteinte d'épilepsie de ne plus craindre la contagion, peut-être que la famille est plus disposée à aider la personne atteinte d'épilepsie lorsqu'elle subit des crises - tirez-la du feu, empêchez-la de se noyer. De plus, après une première crise, certaines personnes s'inquiètent constamment de la possibilité d'une autre crise. Beaucoup n'auront jamais de deuxième crise, ou la prochaine crise ne se produira pas avant des mois ou des années. Peut-être que le traitement rituel du guérisseur traditionnel atténue cette inquiétude et permet à la personne de retourner dans le giron social comme « normal ». Parfois, les guérisseurs traditionnels semblent fonctionner comme la conscience morale de la communauté, pointant du doigt les tabous brisés et les normes violées.

Quelle que soit la façon dont nous choisissons de voir les guérisseurs traditionnels et leurs soins, du point de vue des personnes atteintes d'épilepsie en Afrique rurale, ces personnes sont des figures centrales de la prestation de soins de santé. L'importance des guérisseurs traditionnels dans la vie des personnes atteintes d'épilepsie exige que nous comprenions et reconnaissions leurs soins. Toute intervention visant à accroître l'accès aux soins et à atténuer la stigmatisation associée à l'épilepsie doit inclure ce groupe de prestataires.

Il n'y a pas d'écoles de formation formelles ou de livres écrits pour les guérisseurs traditionnels. Au lieu de cela, la plupart des guérisseurs obtiennent leurs connaissances et leurs compétences d'un membre plus âgé de la famille, ou les étudiants peuvent être mis en apprentissage auprès d'un non-membre de la famille. Les Africains ont des idées différentes sur les causes de l'épilepsie et sur la façon de traiter ce problème, mais certaines idées sont partagées. Il existe deux types d'épilepsie. L'une est une maladie causée par la sorcellerie. Poussée par la jalousie ou le désir de réussir en affaires, une personne peut, par magie, infliger l'épilepsie à une autre. La victime peut ne plus être en mesure de gagner de l'argent ou peut utiliser tout son argent pour payer des traitements et chercher un remède. Une deuxième forme fondamentale d'épilepsie se trouve lorsque plus d'un membre de la famille souffre d'épilepsie. Cela peut ne pas être le résultat de la sorcellerie. Cette forme est difficile à traiter et nécessite que le guérisseur traditionnel fournisse un traitement pour prévenir la maladie chez les membres de la famille non épileptiques. En traitant le type causé par la sorcellerie, le guérisseur utilise ses pouvoirs surnaturels pour deviner d'abord les ingrédients utilisés pour infliger la sorcellerie à la victime. Il peut utiliser certains objets enchantés pour deviner ces ingrédients. Il doit ensuite rassembler ces mêmes ingrédients comme antidote. Les ingrédients courants sont des parties d'insectes ou d'animaux qui ont eux-mêmes des convulsions (par exemple, un certain insecte qui, lorsqu'il est agressé, se tortille puis fait le mort). Le bébé buisson feint la mort pour éviter l'attaque. Ce sont des ingrédients recherchés. Ces insectes ou parties d'animaux sont mélangés avec des parties de plantes dans la même proportion que ceux utilisés pour infliger l'épilepsie. Le mélange est ensuite appliqué sur la peau, inhalé ou mangé. Pour le type d'épilepsie que l'on trouve dans les familles, le traitement se concentre sur la protection des membres de la famille sans épilepsie. Lorsqu'un tel patient se rend chez le guérisseur traditionnel, d'autres membres de la famille reçoivent des traitements pour prévenir la propagation de la maladie. La nécessité d'un tel traitement est que les convulsions de ce type d'épilepsie peuvent être contagieuses. Ils pensent que la contagion provient de la salive, des selles ou de l'urine, qui, si elles sont contactées pendant ou après une crise, peuvent transmettre la maladie. Le traitement n'est pas toujours efficace. Lorsqu'un guérisseur traditionnel admet qu'il est incapable de connaître ou de localiser les mêmes ingrédients utilisés pour provoquer l'épilepsie, il peut se référer à un autre guérisseur traditionnel. Certains guérisseurs traditionnels pensent que si une personne se brûle pendant une crise, les crises ne peuvent pas être guéries, de sorte que de nombreux guérisseurs traditionnels n'essaieront pas de traiter les épileptiques ayant des antécédents de brûlures. Beaucoup de ces patients vont à l'hôpital pour le traitement des brûlures mais iront chez d'autres guérisseurs pour le traitement de l'épilepsie. Les guérisseurs traditionnels réfèrent les patients pour lesquels le traitement a échoué à l'hôpital. Ils peuvent également recevoir des auto-références de l'hôpital. Les échecs thérapeutiques des médecins modernes sont dus soit à leur impuissance face à la sorcellerie, soit à un sous-dosage des médicaments.

Mythe 40 : L'application de poivre ou d'autres concoctions dans les yeux peut guérir l'épilepsie

L'application de concoctions sur les yeux ne peut pas guérir l'épilepsie. L'épilepsie est traditionnellement traitée avec des médicaments anti-épileptiques. Bien qu'ils puissent être extrêmement utiles, ces médicaments peuvent ne pas fonctionner pour tout le monde et, comme tout médicament, ils comportent un risque d'effets secondaires.

Certaines personnes atteintes d'épilepsie se tournent vers des traitements naturels et des thérapies alternatives pour aider à soulager leurs symptômes ou compléter leurs traitements. Des herbes et des vitamines au biofeedback et à l'acupuncture, il y a un certain nombre de choix.

Bien que certains traitements naturels soient soutenus par une quantité modeste de recherches, beaucoup ne le sont pas. Il y a beaucoup moins de preuves soutenant les traitements naturels de l'épilepsie que la médecine conventionnelle.

Si vous souhaitez ajouter quelque chose de nouveau à votre régime de traitement de l'épilepsie, parlez-en à votre médecin. Vous constaterez peut-être que certains traitements naturels peuvent compléter votre plan de traitement actuel. Pourtant, certaines herbes sont dangereuses et peuvent interagir avec des médicaments efficaces.

Travailler avec un médecin pour découvrir les traitements qui vous conviennent peut vous aider à évaluer les avantages et les risques potentiels, ainsi qu'à le laisser vous conseiller sur les étapes à suivre.

Avec un marché et un intérêt public croissants, les traitements à base de plantes ont gagné en popularité. Il semble y avoir une herbe pour chaque maladie. Certaines des herbes les plus couramment utilisées pour l'épilepsie sont : le buisson ardent, le séneçon, l'hydrocotyle, le muguet, le gui, l'armoise, la pivoine, la scutellaire, l'arbre du ciel et la valériane.

Selon une étude de 2003, une poignée de remèdes à base de plantes utilisés dans la médecine traditionnelle chinoise, japonaise Kampo et ayurvédique indienne ont montré des effets anticonvulsivants. Pourtant, il n'y a pas d'études randomisées, aveugles et contrôlées pour soutenir leurs avantages. La sécurité, les effets secondaires et les interactions ne sont pas bien étudiés.

Certaines des herbes naturelles énumérées ci-dessus peuvent en fait causer des maladies, voire la mort. Actuellement, il n'y a pas suffisamment de preuves scientifiques que la plupart des remèdes à base de plantes traitent avec succès l'épilepsie. La plupart des preuves ne sont pas fiables.

La Food and Drug Administration (FDA) ne réglemente pas non plus les suppléments à base de plantes. Les herbes provoquent parfois des effets secondaires désagréables tels que des maux de tête, des éruptions cutanées et des problèmes digestifs. Bien que certaines herbes puissent aider l'épilepsie, d'autres peuvent aggraver vos symptômes.

Herbes à éviter : Gingko biloba et millepertuis (peuvent interagir avec les médicaments anti-épileptiques), kava, passiflore et valériane (peuvent augmenter la sédation), ail (peuvent interférer avec vos niveaux de médicaments), camomille (peut prolonger les effets de votre médicaments), Schizandra (peut provoquer des crises supplémentaires), Suppléments à base de plantes contenant de l'éphédra ou de la caféine (peuvent aggraver les crises, notamment le guarana et le cola), Thé à la menthe

Certaines vitamines peuvent aider à réduire le nombre de crises causées par certains types d'épilepsie, mais gardez à l'esprit que les vitamines seules ne fonctionnent pas. Ils peuvent aider certains médicaments à fonctionner plus efficacement ou aider à réduire la dose nécessaire. Suivez les instructions de votre médecin avant de prendre des suppléments vitaminiques pour éviter une éventuelle surdose.

La vitamine B6 est utilisée pour traiter une forme rare d'épilepsie connue sous le nom de crises dépendantes de la pyridoxine. Ce type d'épilepsie se développe généralement dans l'utérus ou peu après la naissance. Elle est causée par l'incapacité de votre corps à métaboliser correctement la vitamine B-6. Bien que les preuves soient prometteuses, des recherches supplémentaires sont nécessaires pour déterminer si la supplémentation en vitamine B-6 profite aux personnes atteintes d'autres types d'épilepsie.

Une carence sévère en magnésium peut augmenter le risque de convulsions. Des recherches plus anciennes suggèrent que la supplémentation en magnésium peut réduire les crises. Les chercheurs indiquent que davantage d'essais contrôlés randomisés sont nécessaires pour mieux comprendre les effets potentiels du magnésium sur l'épilepsie.

Certaines personnes atteintes d'épilepsie peuvent également avoir une carence en vitamine E. Une étude de 2016 a révélé que la vitamine E augmente les capacités antioxydantes. Cette recherche a également suggéré qu'il aide à réduire les crises chez les personnes atteintes d'épilepsie dont les symptômes ne sont pas contrôlés par les médicaments conventionnels. L'étude a conclu que la vitamine E peut être prise en toute sécurité avec des médicaments traditionnels contre l'épilepsie. Des recherches supplémentaires sont cependant nécessaires.

Les médicaments utilisés pour traiter l'épilepsie peuvent également provoquer une carence en biotine ou en vitamine D et aggraver vos symptômes. Dans ces cas, votre médecin peut vous recommander des vitamines pour vous aider à gérer votre état.

Les nourrissons souffrant de convulsions causées par une carence cérébrale en folate peuvent bénéficier d'une supplémentation. La supplémentation en acide folique chez les personnes souffrant d'épilepsie et d'une carence en folate due à d'autres facteurs peut causer plus de mal que de bien. Prenez-le uniquement sous la supervision de votre médecin.

Certains changements alimentaires peuvent également aider à réduire les crises. Le régime le plus connu est le régime cétogène, qui se concentre sur la consommation d'un ratio plus élevé de graisses. Le régime cétogène est considéré comme un régime pauvre en glucides et en protéines. On pense que ce type de régime alimentaire aide à réduire les crises, bien que les médecins ne sachent pas exactement pourquoi. Les enfants épileptiques sont souvent soumis au régime cétogène. Beaucoup de gens trouvent les restrictions difficiles. Pourtant, ce type de régime pourrait compléter d'autres mesures de traitement pour aider à réduire les crises.

En 2002, Johns Hopkins Medicine a créé un régime Atkins modifié comme alternative faible en glucides et riche en graisses au régime cétogène pour les adultes épileptiques. L'organisation indique que des études récentes montrent que le régime réduit les crises chez près de la moitié de ceux qui l'essayent. Il n'est pas nécessaire de jeûner ou de compter les calories. Une diminution des crises est souvent observée en quelques mois seulement.

Certaines personnes atteintes d'épilepsie essaient de contrôler leur activité cérébrale pour réduire le taux de crises. La théorie est que si vous pouvez détecter les symptômes d'une crise imminente, vous pourrez peut-être l'arrêter. De nombreuses personnes atteintes d'épilepsie présentent des symptômes d'aura environ vingt minutes avant qu'une crise ne se produise. Vous pouvez remarquer des odeurs inhabituelles, voir des lumières étranges ou avoir une vision floue. Vous pouvez ressentir des symptômes pendant plusieurs jours avant l'événement. Ces symptômes peuvent inclure : anxiété, dépression, fatigue et/ou maux de tête intenses.

Des méthodes de maîtrise de soi sont utilisées pour prévenir ou diminuer l'intensité de la crise une fois qu'elle survient. Il existe plusieurs techniques, qui nécessitent toutes une bonne concentration et concentration. Exemples : méditation, marche, immersion dans une tâche, reniflement d'une forte odeur ou dire littéralement "non" à la crise. Le problème avec ces méthodes est qu'il n'y a pas de technique unique pour arrêter une crise. Et il n'y a aucune garantie que l'un d'entre eux fonctionnera à chaque fois.

Une autre approche implique le biofeedback. Comme les mesures de maîtrise de soi, le but du processus est de prendre le contrôle de votre activité cérébrale. Le biofeedback utilise des capteurs électriques pour modifier les ondes cérébrales. Au moins une étude a révélé que le biofeedback réduisait considérablement les crises chez les personnes épileptiques qui ne pouvaient pas gérer leurs symptômes avec des médicaments conventionnels. Les physiothérapeutes utilisent couramment le biofeedback. Si vous souhaitez en savoir plus sur cette procédure, recherchez un professionnel avec des informations d'identification. Il peut être difficile de gérer votre condition uniquement avec la maîtrise de soi et le biofeedback. Les deux procédures nécessitent du temps, de la persévérance et de la cohérence pour être maîtrisées. Si vous décidez d'emprunter cette voie, soyez patient. Ne réduisez pas ou n'arrêtez pas de prendre les médicaments prescrits sans l'approbation de votre médecin.

L'acupuncture et les traitements chiropratiques sont parfois considérés comme des alternatives au traitement conventionnel de l'épilepsie. La manière exacte dont l'acupuncture aide n'est pas encore comprise, mais l'ancienne pratique chinoise est utilisée pour aider à soulager la douleur chronique et d'autres problèmes médicaux. On pense qu'en plaçant de fines aiguilles dans des parties spécifiques du corps, les praticiens aident le corps à se guérir.

L'acupuncture peut modifier l'activité cérébrale pour réduire les crises. Une hypothèse est que l'acupuncture peut contrôler l'épilepsie en augmentant le tonus parasympathique et en modifiant le dysfonctionnement autonome. La pratique semble bonne en théorie, mais il n'y a aucune preuve scientifique pour prouver que l'acupuncture est un traitement efficace contre l'épilepsie. Les manipulations vertébrales dans les soins chiropratiques peuvent également aider le corps à se guérir. Certains chiropraticiens utilisent des manipulations spécifiques pour aider à contrôler les crises sur une base régulière. Comme l'acupuncture, les soins chiropratiques ne sont pas largement considérés comme une forme efficace de traitement de l'épilepsie.

Pour la plupart, les preuves à l'appui des traitements naturels de l'épilepsie sont anecdotiques. Il n'y a pas de recherche pour soutenir une utilisation sûre. Il n'y a pas non plus de traitement unique ou de remède alternatif qui fonctionnera pour tout le monde. Votre neurologue est votre meilleure source d'information et de soins sur l'épilepsie. Votre cerveau est un réseau complexe. Chaque cas est différent et les crises varient en gravité et en fréquence. Différents types d'épilepsie réagissent également à différentes herbes et à différents médicaments. Les herbes ou d'autres traitements naturels peuvent interférer avec les médicaments et entraîner des convulsions.

De nombreuses personnes essaient différentes méthodes de traitement jusqu'à ce qu'elles trouvent celle qui leur convient le mieux. L'épilepsie est un trouble grave et il est important de prévenir les crises. Des traitements naturels peuvent compléter votre traitement médical. Dans certains cas, ces thérapies peuvent même améliorer votre traitement. Cependant, malgré leur potentiel, les traitements naturels présentent encore des risques importants. C'est particulièrement le cas des herbes et des vitamines, car elles peuvent interagir avec certains médicaments. Certains suppléments peuvent même être aussi puissants que les médicaments conventionnels. Assurez-vous de consulter votre médecin avant d'ajouter des herbes ou des suppléments à votre régime.

Vous ne devez pas négliger les traitements naturels contre l'épilepsie, mais les traiter comme des options distinctes pour les soins de l'épilepsie. Prenez note des méthodes qui vous intéressent et discutez-en avec votre médecin avant de les essayer. Le moyen le plus sûr de traiter l'épilepsie est en pleine consultation avec votre neurologue. L'ajout d'herbes ou d'autres traitements sans les consulter peut interférer avec l'efficacité de vos médicaments et provoquer davantage de crises.

Mythe 41 : Se brûler les pieds peut guérir l'épilepsie

Des idées qui nous paraissent très étranges ont façonné la vision de l'épilepsie tout au long de notre histoire. Un certain nombre de remèdes créatifs, mais pour la plupart inefficaces, ont été tentés. Des écrits plus anciens témoignent du fait que les personnes atteintes de crises d'épilepsie ont été victimes de discrimination à travers l'histoire. Nous pouvons difficilement imaginer ce que c'était que de vivre avec de telles crises à une époque où les gens croyaient qu'elles étaient causées par des esprits maléfiques et que ces esprits pouvaient affecter ou infecter les autres.

Un neurologue bien connu a affirmé que l'histoire de l'épilepsie pouvait se résumer à quatre mille ans d'ignorance, d'appréhension et de stigmatisation, suivis de cent ans de connaissance, d'appréhension et de stigmatisation. Dans la Norvège contemporaine, les enfants et les adultes atteints d'épilepsie peuvent raconter des histoires d'exclusion en raison de l'appréhension et de la peur dans la société. Les mythes entourant l'épilepsie perdurent, et nombre d'entre eux persistent encore. Les médecins et le personnel de santé doivent chercher à démystifier l'épilepsie et contribuer ainsi à améliorer la qualité de vie des patients.

Tout au long de l'histoire, l'épilepsie a été connue sous de nombreux noms. Le terme épilepsie a été introduit par Hippocrate et est dérivé du grec "saisir, saisir". De nombreuses autres appellations ont été utilisées : la maladie sacrée, la grande maladie, la maladie de la chute et bien d'autres (en norvégien : fallsott, brotfall, fang, fangkrampe, ilske, brot, krampeslag, slau, begavning), dont la méchante/mauvaise maladie et la folie.

Le terme "maladie de la chute" reflète la croyance selon laquelle lors d'une crise, la victime tomberait au sol vers l'Enfer et le Diable. "Fang" ou "fangkrampe" fait référence à la croyance que les créatures des enfers saisiraient ou embrasseraient la victime, et les crampes sont ses tentatives de se libérer de cette étreinte.

La désignation "commencement" ("don") témoigne du fait que l'épilepsie était également associée à des capacités spéciales, y compris la capacité de guérir les autres. En Norvège, Knut Rasmussen Nordgarden (1792 – 1876) est probablement le personnage le plus connu. Il vivait à VestreGausdal et s'appelait Knut le Sage. Les gens venaient à lui de loin pour être guéris d'une maladie.

"La maladie sacrée" était utilisée parce que les gens croyaient aussi que les épileptiques avaient un contact avec Dieu. Un exemple est Christina l'Étonnante (1150 – 1224), également connue sous le nom de Christina Mirabilis. C'était une pauvre paysanne orpheline de Belgique qui a souffert d'une grave crise d'épilepsie à un jeune âge. Après la saisie, les gens ont cru qu'elle était morte et ont procédé à son enterrement. Soudain, Christina cria : "La puanteur du péché humain m'est insupportable !" Plus tard dans la vie, elle a accompli un certain nombre d'actes miraculeux. Elle est devenue un symbole de la souffrance humaine et de la nécessité de bannir la stigmatisation et les préjugés.

Le terme "folie" provient d'une notion selon laquelle les troubles mentaux étaient étroitement liés aux phases de la lune. En Norvège, le diagnostic insaniaepileptica (folie épileptique) a été utilisé pendant un certain temps. En 1925, au total deux cent vingt-trois personnes ont été hospitalisées avec ce diagnostic. Le terme "hystéroépilepsie" a été inventé par le neurologue français Jean Martin Charcot pour décrire les crises que les patients névrosés ont subies après avoir observé des crises d'épilepsie chez des patients du même service.

Dans l'Antiquité, l'épilepsie était considérée comme une maladie sacrée infligée par les dieux. Le traitement consistait en des sacrifices et des rituels religieux présidés par des prêtres.

Pendant des siècles, on a cru que l'épilepsie était causée par des esprits maléfiques, des gobelins et des démons ("morbusdaemonicus"). L'épilepsie était également liée à la sorcellerie. Un manuel de 1494, Malleus Maleficarum (Le marteau des sorcières), affirme que les sorcières avaient des caractéristiques particulières, notamment des crises d'épilepsie.

Les contes folkloriques nordiques des XVIIe, XVIIIe et XIXe siècles montrent que l'épilepsie était considérée comme le résultat d'incidents survenus pendant la grossesse. La femme enceinte doit éviter d'être "négligente" - sinon l'enfant souffrirait du mal des chutes. Les femmes enceintes devaient soigneusement éviter tout ce qui s'était effondré. Par exemple, ils ne doivent pas escalader une clôture effondrée, ne pas voir quelqu'un défaire un tissage et ne laisser tomber aucun objet sur le sol. S'ils voyaient quelqu'un tomber, ils devaient invariablement l'aider à se relever afin d'éviter les forces de la magie.

Dans le village de Slätthög dans le Småland, en Suède, on disait qu'il fallait veiller à ne pas verser l'eau du bain d'un enfant directement sur le sol. Si tel était le cas, l'eau atteindrait les créatures des enfers, qui chercheraient plus tard à se venger en infligeant l'épilepsie à l'enfant.

C'était aussi une idée répandue que l'épilepsie pouvait être la punition de Dieu pour les actes pervers perpétrés par la victime ou ses ancêtres.

La christianisation a renforcé la croyance en la guérison par des rituels religieux. Le Nouveau Testament décrit comment Jésus a guéri un garçon souffrant de « folie », c'est-à-dire d'épilepsie : « Et Jésus réprimanda le diable ; et il le quitta : et l'enfant fut guéri dès cette heure même. Les remèdes les plus fréquemment utilisés comprenaient la prière, le jeûne, les sacrifices et les exorcismes (chasse aux démons). Certains saints étaient également invoqués.

"Enraciner la maladie dans le sol" était un principe de traitement courant. Pour conduire des maladies dans le sol, le patient pouvait, par exemple, placer sur le sol un bras qui tremblait lors d'une crise. « Bousculer », c'est-à-dire tirer le patient à travers une ouverture naturelle, telle qu'une crevasse de pierre ou un arbre creux, pourrait également aider à prévenir les crises.

On croyait aussi que porter une amulette ou une sacoche remplie d'organes d'animaux séchés autour du cou pouvait avoir un effet curatif. D'autres formes de traitement comprenaient la castration, la saignée, les sangsues et la craniotomie (pour libérer les mauvais esprits), les cendres des vêtements brûlés portés lors des crises, les herbes, divers métaux, le sang humain et animal, l'urine et les crânes humains broyés. Les méthodes étaient au mieux inefficaces et au pire directement nuisibles. La saignée était également utilisée comme remède contre l'épilepsie. La consommation de sang humain ou animal était également fréquemment utilisée comme méthode de traitement.

Aux débuts de l'imprimerie, les manuels à base de plantes jouaient un rôle important. Les livres étaient souvent bénis par l'évêque local, qui précisait que "cette herbe aidera - si Dieu le veut".

Les sels de bromure ont été introduits dans le traitement de l'épilepsie en Norvège dans les années 1930 et sont restés utilisés jusque vers 1950. Les sels étaient souvent ajoutés au pain. La pratique s'est poursuivie malgré le fait que d'autres médicaments plus efficaces aient été introduits. Les sels de bromure réduisaient les crises mais pouvaient avoir de graves effets indésirables, tels que de gros furoncles sur la peau. Malheureusement, l'histoire montre qu'une fois qu'une méthode de traitement a été introduite, il peut s'écouler beaucoup de temps avant qu'elle ne soit abandonnée même si elle s'est avérée nocive.

La lobotomie a été utilisée comme méthode de traitement dans les hôpitaux psychiatriques norvégiens des années 1940 à 1957. On sait moins que les personnes atteintes d'épilepsie ont également été soumises à ce traitement, qui a entraîné divers degrés de lésions cérébrales. Certains de ceux qui ne souffraient pas d'épilepsie au préalable ont développé une épilepsie postopératoire ainsi que d'autres signes de lésions du lobe frontal.

Pendant de nombreux siècles, certaines formes de crises d'épilepsie, par exemple les crises partielles complexes caractérisées par une attitude distante et un comportement étrange, ont été interprétées comme de la folie. Lorsque les asiles psychiatriques ont été créés dans les années 1800, de nombreux épileptiques y ont été envoyés.

A la fin du XIXe siècle, l'épilepsie était considérée comme une maladie dégénérative. "La soi-disant dégénérescence épileptique comprend le développement d'un déséquilibre de l'esprit, des défauts moraux, le mensonge, la mollesse, souvent la dipsomanie et une prédilection pour le vagabondage".

Dell a décrit ainsi les caractéristiques des personnes atteintes d'épilepsie: le patient était "fou et malveillant avec une propension à des crises imprévisibles de violence et de folie, peut-être des tendances meurtrières et sûrement une dépravation morale". L'hyper religiosité, l'hypergraphie et l'hyposexualité ont également été considérées comme des caractéristiques de la personnalité épileptique.

Marquées par la stigmatisation sociale qui accompagnait le diagnostic, les personnes atteintes d'épilepsie ont pourtant eu, à tout âge, des difficultés à trouver du travail. Beaucoup ont été forcés de mendier, d'autres ont pris un travail occasionnel et d'autres étaient sur le point de secourir les pauvres. Dans le monde en général, le chômage reste élevé parmi les personnes atteintes d'épilepsie et la discrimination sur le marché du travail continue d'être courante, même au XXIe siècle.

Le psychiatre allemand Hans Berger, qui a découvert l'électroencéphalographie (EEG) en 1924, a été le premier à montrer que l'épilepsie était associée à une activité électrique anormale dans le cerveau. Malheureusement, cela n'a pas aidé à changer sensiblement la vision des gens sur l'épilepsie.

En Allemagne, dans les années 1920, on supposait que quatre-vingt pour cent de ceux qui vivaient dans les colonies d'épilepsie souffraient d'une forme héréditaire d'épilepsie. Cette époque a été marquée par des idées d'hygiène raciale. Les personnes atteintes de maladies héréditaires, y compris l'épilepsie, devaient se voir interdire d'avoir des enfants. Les stérilisations forcées et l'extermination de tous les enfants handicapés de moins de trois ans ont été lancées. En pratique, toutes les personnes handicapées jusqu'à l'âge de dix-sept ans ont été tuées.

Au cours de la période 1907 – 1964, soixante mille épileptiques au total ont été stérilisés, dont trente en Norvège. En Norvège jusqu'en 1969, tout le monde était obligé de divulguer son épilepsie avant le mariage. Si ces informations étaient retenues, le mariage pouvait être annulé.

La rectification des mythes et des idées fausses sur l'épilepsie a été un processus lent. À ce jour, beaucoup vivent les préjugés comme un fardeau supplémentaire aussi difficile à supporter que l'épilepsie elle-même. C'est pourquoi tant de personnes atteintes d'épilepsie souffrent de dépression et d'anxiété et n'aiment pas que les autres sachent qu'elles sont atteintes d'épilepsie. Ce n'est pas acceptable, mais nous pouvons améliorer la vie des personnes atteintes d'épilepsie en les sensibilisant à la maladie.

Merci

Je voudrais juste dire un merci spécial à tous mes lecteurs et sympathisants, ainsi qu'à tous les membres de mon groupe Facebook: "Epilepsy Questions and Answers" qui aident à soutenir et à sensibiliser la communauté de l'épilepsie et leurs familles et amis . Veuillez laisser un avis sur mon/mes livre(s) sur la plateforme de votre choix.

Don't miss out!

Visit the website below and you can sign up to receive emails whenever Bernadette Booysen publishes a new book. There's no charge and no obligation.

https://books2read.com/r/B-A-JSCV-MQIEC

BOOKS 2 READ

Connecting independent readers to independent writers.

Also by Bernadette Booysen

Epilepsy

My Lessons and Experiences

The Myths and the Facts

Standalone

The Myths and the Facts Arabic

�����

Épilepsie: Les mythes et les faits

www.ingramcontent.com/pod-product-compliance
Ingram Content Group UK Ltd.
Pitfield, Milton Keynes, MK11 3LW, UK
UKHW022016190726
13853UKWH00005B/1957